朝昼夕3つのことを心がければOK!

# あなたの人生を変える睡眠の法則

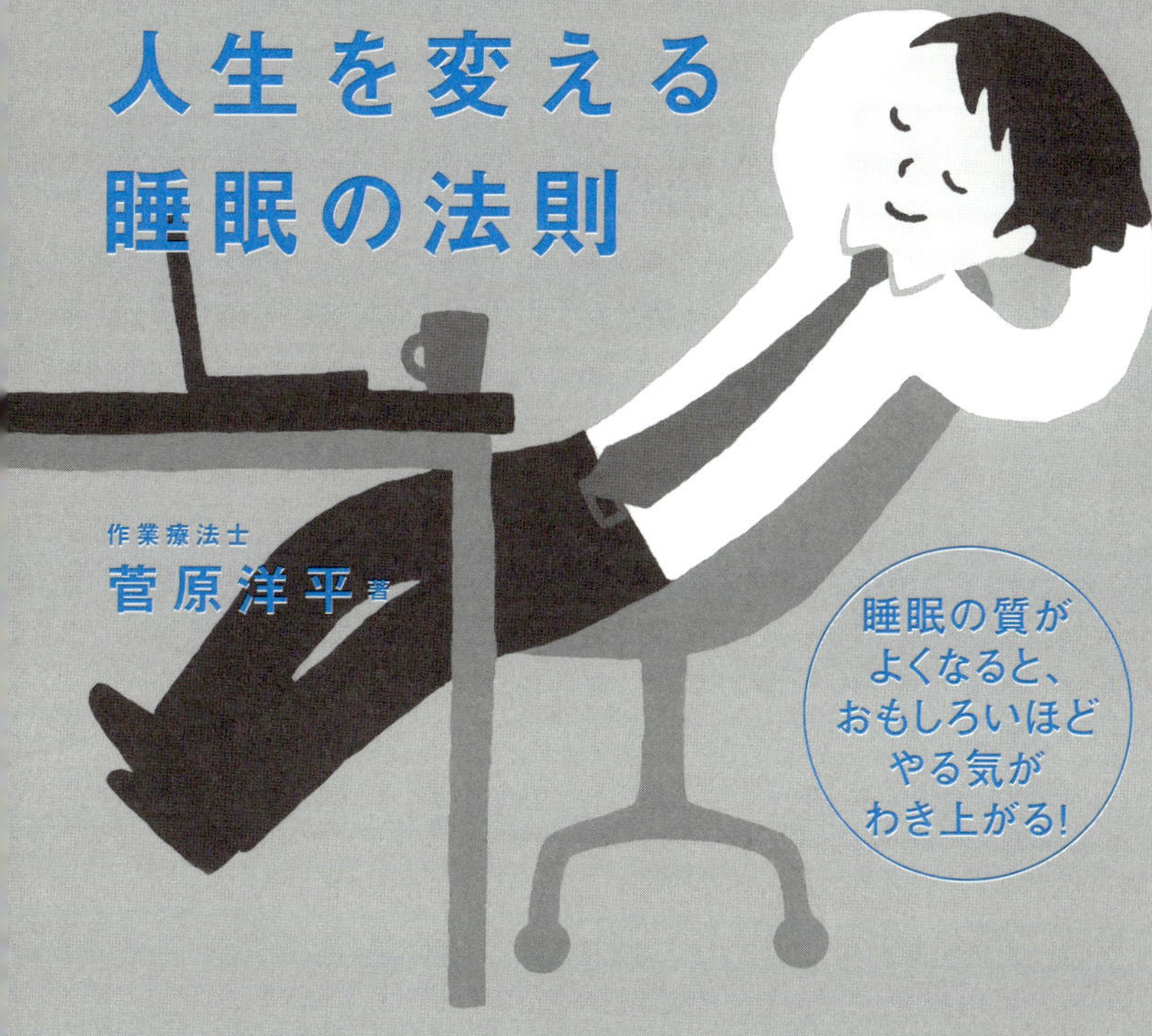

作業療法士
菅原洋平 著

睡眠の質がよくなると、おもしろいほどやる気がわき上がる!

自由国民社

# はじめに

## 〔人生を変える科学的な法則がある〕

睡眠には特に悩んでいない。そんなあなたでも、こんなことはありませんか？

朝イライラする、昼間うとうとしてしまう、いつも体調が冴えない、仕事の効率が上がらない。毎日が忙しくて、頑張りたいと思っているのに、なんだかうまくいかない。でも、今の生活は変えられないから、しょうがないとあきらめてしまう。

医療の現場には、毎日やる気をもって生活したい、もっと自分を高めたいと思っているあなたに、ぜひ知っていただきたい科学的な法則があります。

毎日必ず行う、最も身近な作業である睡眠。この生理的な現象を最大限に活用する。これこそが、**一番手軽で、しかも効果的にやる気を引き出す法則**なのです。

私の職業は、作業療法士です。

作業療法士とは、リハビリテーションの専門職の1つです。病気や事故で、一旦今までの生活から退かなければならなくなった方々が、再び自分らしく生活していくためのお手伝いをする職業です。

作業療法士の仕事は、その8割が患者さんのやる気を引き出すことです。ヒトの脳やからだの機能に関する、ありとあらゆる学問を駆使して、やる気を引き出していきます。

患者さんの多くは、最初にお会いするときは、やる気を失ってしまっているか、失ったやる気を取り戻そうと焦っています。程度の差はありますが、毎日忙しく生活している私たちが抱える悩みと同じです。

患者さんたちは、最初こんな風におっしゃいます。

- **Aさん「何もできなくなってしまった。訓練するのはいじめられている感じです」**
- **Bさん「非の打ち所のない完璧な人間になりたい。ここにいる場合ではない」**

そんな患者さんたちが、私が指導した、ある簡単な方法でやる気になっていきました。しかも、すぐに効果がなくなる一時的なものではなく、自然に内側からコンコンと湧き上がるようなやる気です。

ある方法を実施した結果、14日後には、次のような変化が訪れました。

- **Aさん「自分に起こったことを詳しく知りたい。訓練は、（私と）一緒に取り組んでいる感じがする」**
- **Bさん「自分は張り詰めていたんだと分かった。できることから始めていきたい」**

実践したある方法とは何でしょうか？　それは、昼の訓練の時間に、10分間、横になって目を閉じてもらうこと、それだけです。

あなたは、ご自分のやる気を引き出すために、どんな実践をしていますか？

例えば、

- **刺激を受けられる人たちと話す機会をつくる**
- **定期的に自分にご褒美をあげる**
- **目標を手帳に書いて毎日見るようにする**

などの方法を実践されている方々は多いのではないでしょうか。

本書を手に取ってくださったあなたは、常に頭のどこかで、もっと自分を高めたいと考えているはずです。そんなあなたは、きっとバリバリ活躍している人を見ると、自然に内側からやる気が湧き上がっているように見えるのではないでしょうか。

先ほど挙げたやる気を引き出す3つの例には、共通点があります。

それは、どれも**外側から刺激を与えてやる気にさせている**ということです。

3つの例を言い換えると、

- **自分に近い良いモデルを見て、行動のイメージをつける**
- **自分に報酬を与えて、望ましい行動を強化する**
- **大切なことを外部記憶に保存して、ブレるのを防ぐ**

となります。

どれもやる気を引き出すには、科学的に有効な方法です。しかし、どこかご自分を、無理やりやる気にさせている感じがありませんか？　これらの方法では、定期的に、刺激になる人や物が必要であり、刺激がなくなるとパタッとやる気がなくなってしまいます。

一方、医療の現場で行われている**「睡眠の法則」**なら、もっと自然に、しかも継続的に、**内側からコンコンとやる気が湧き上がる**ようになれます。

やる気が湧き上がるには、必要な条件があります。それは、脳がしっかり目覚めていることと、脳の中の記憶が整理されていることです。そして、この2つの条件を可能にするのが、睡眠です。

ただし、ただ眠っているだけではダメなのです。睡眠の質が悪いと、脳はうまく働きません。

では、**質のよい睡眠をとる**にはどうしたら良いのでしょうか？　その答えは、昼間の行動にあります。ヒトのからだが刻んでいるリズムを知り、うまく活用するのです。

ヒトのからだの仕組みは、かなり科学的に解明されてきていますが、普段はなかなか学ぶ機会がないと思います。本書では、その仕組みや睡眠のリズムについてお話しします。そして、**睡眠のリズムを活用する3つの法則「起床から4時間以内に光を見て、6時間後に目を閉じ、11時間後に姿勢を良くする」**をご紹介します。

私が、患者さんやセミナーに参加された方々にお話をすると、皆さん「面白い！」という反応をされます。そしてセミナー後には、「睡眠を自分で変えられるとは思わなかった」「誰でもできるのでみんなに話したい」「業務中の眠気が減りそうです」など、とても前向きな感想をいただきます。

あなたも、本書を読み進めていただければ、「私のからだって面白い！」と感じられるはずです。

今の生活スタイルを、大きく変える必要はありません。やる気の科学的なメカニズムと、睡眠の法則を知り、**「面白いから、やってみよう！」**と、取り入れていただければ、あなたも、自然に内側からやる気が湧き上がるようになれるのです。

それでは、あなたの人生を変える睡眠の法則を、一緒に学んでいきましょう。

# 目次

## 第4章　昼5分—負債の法則

## 第5章　夕方5分―体温の法則

図1：記憶に関する脳の図

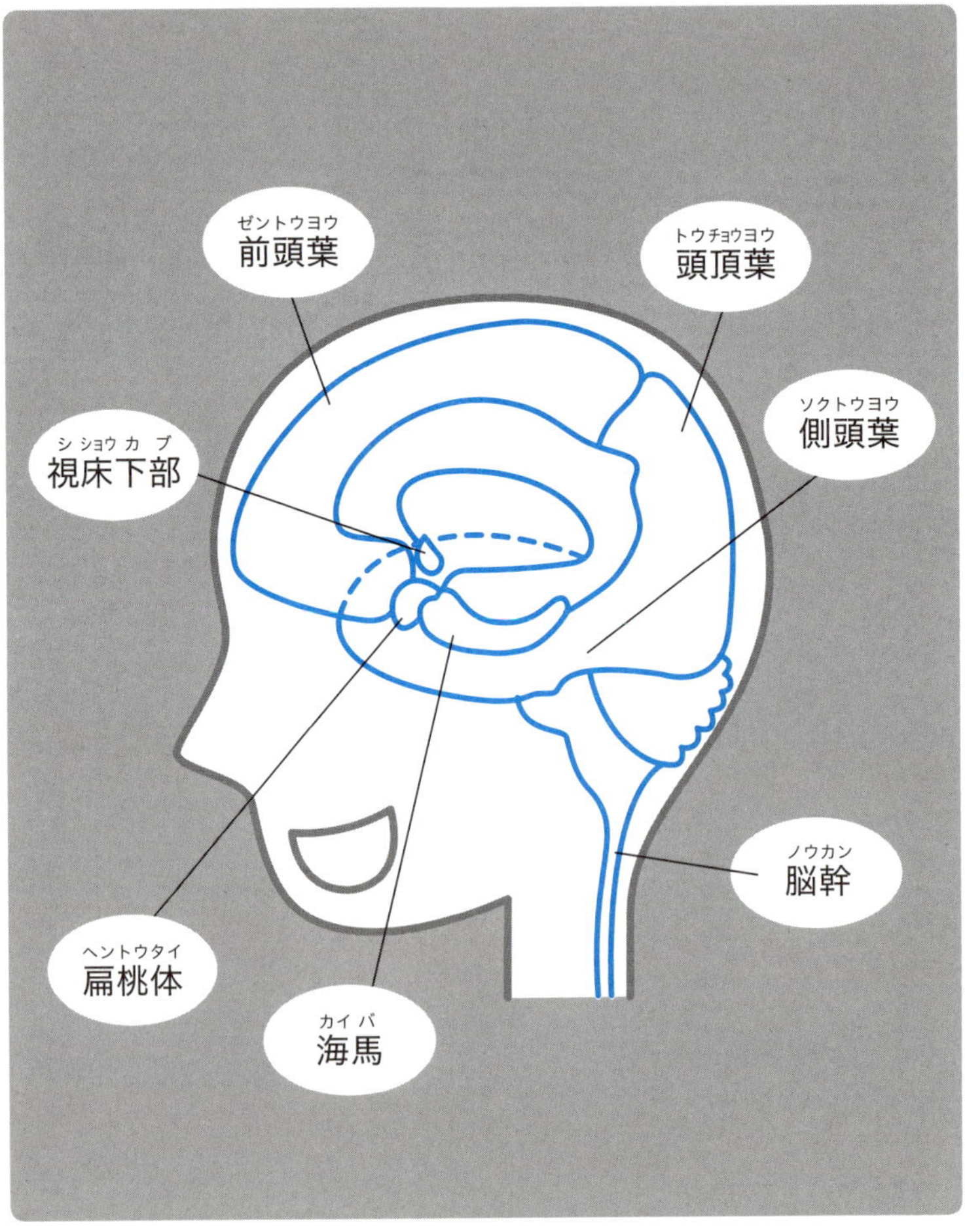

# 第1章

# やる気にはメカニズムがある

## やる気になるシチュエーションとは

私たちの脳が、最もやる気になるのは、どんなシチュエーションでしょうか。

目の前に立ちはだかる課題の難易度によって、やる気の度合いは変わってきます。昔から、越えられない壁を乗り越えたときに、人は大きく成長すると考えられています。この考えから、難しい課題に挑戦するほど、やる気が湧くと考える方が多いと思います。

3つのシチュエーションがあるとします。

**①数年の付き合いがある取引先と、既存の事業について打ち合わせをする**
**②数年の付き合いがある取引先と、全く新しい事業について打ち合わせをする**
**③初めて接する取引先と、全く新しい事業について打ち合わせをする**

どのシチュエーションが最もやる気になりますか？

③とお答えになる方が多いと思います。

気合を入れて、自分が発揮できる能力を出し切り、非の打ち所のない良い印象を相手に与えよう！

とてもテンションが高いですが、ここで引き出されているやる気は、新規に開拓した取引先と、全く新しく始める事業の両方を失うかもしれないという、**恐怖**がもとになっています。

**このときの脳は、過剰に興奮しています。**一時的に自分の能力以上のものを発揮できる感じがします。しかし、これでは、脳が興奮し過ぎて周囲の状況に冷静に目を向けることができなくなってしまいます。打ち合わせ後は、本来なら、当初の目標を達成できたのかどうかを評価し、次の戦略を立てるべきですが、脳は興奮してしまっているので、それなりの仕事をしただけで、すごく頑張った感じがします。

このテンションの高さを、やる気が出た状態だと認識していませんか？

確かに脳は興奮しているので、一時的にはやる気になっています。しかし、その後も続くでしょうか。

恐怖を感じる神経の反応には、**順化**という現象があります。つまり、慣れです。順化によって、より強い恐怖を感じるシチュエーションにならなければ、同じようなやる気は引き出されなくなっていきます。

③の、すべてが新しいシチュエーションが最もやる気になる、と脳が認識してしまうと、同等か、それ以上の新しい状況がつくられなければ、自分はやる気が起こらないという認識が出来上がっていきます。

こうなると、現状の変わり映えしない仕事にはやる気が起こらず、そんな自分をやる気にさせようと焦り、いろんなことに次々とチャレンジして、それなのに満たされない感じだけが残ってしまいます。自分をやる気にさせること自体が、いつのまにか目的になってしまうのです。

そして、**あるとき突然、パタッとやる気がなくなってしまいます。**

では、3つのシチュエーションのうち、どれが最もやる気を引き出すかというと、答えは②です。

②のように、**50%はすでに知っている状況だけど、残りの50%は未知の領域、**というシチュエーションで最もやる気が引き出されます。

この理論のもとは、ロシアの心理学者レフ・ヴィゴツキーによって提唱された「発達の最近接領域」です。

# 50%の冒険をする

子どもが新しいことに挑戦する場面を思い浮かべてください。

例えば、洋服のボタンをはめようとしています。その子は、ボタンを穴に通すことは分かっています。ただ、ボタンを縦にすると穴に通せるということは知りません。そこで隣の子が、ボタンを縦にして通しているのを見ます。真似してみたら、ボタンをはめることができた！　すると、次のボタンもはめてみたくなります。

「他者がいれば解決できる課題領域　－　ひとりで解決できる課題領域　＝　発達の最近接領域」であり、ヒトが最もやる気になり、最も成長しやすいシチュエーションです。この割合は、他者がいれば解決できる課題領域が50%、ひとりで解決できる課題領域が50%であるときが最適です。

**課題の50%が未知の冒険になるように、取り組む課題を設定すればいい**わけです。

図2：発達の最近接領域

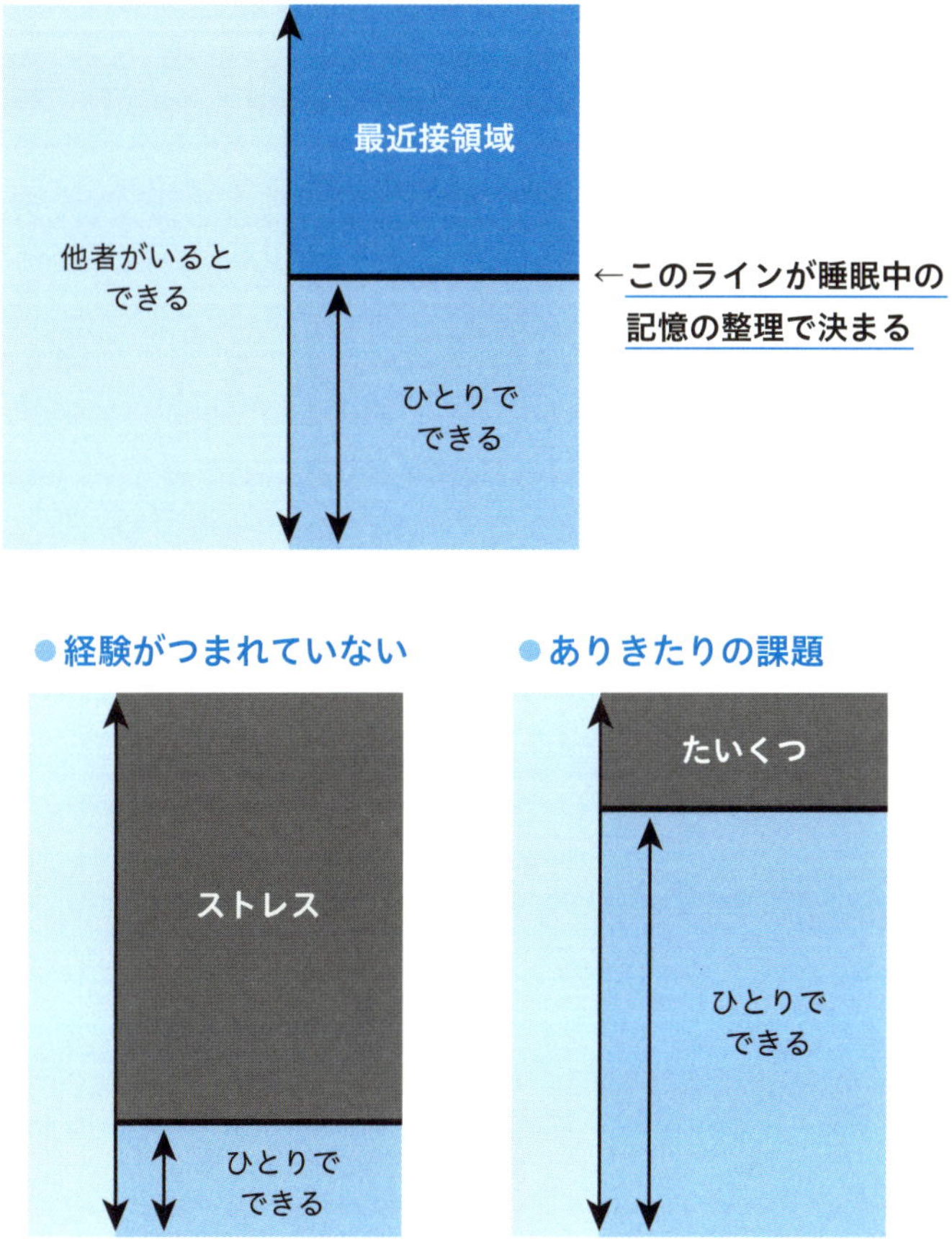
最近接領域
他者がいると
できる
←このラインが睡眠中の
記憶の整理で決まる
ひとりで
できる
●経験がつまれていない
ストレス
ひとりで
できる
●ありきたりの課題
たいくつ
ひとりで
できる

とは言っても、仕事上の課題は自分で決められることばかりではなく、多くは上司や取引先から投げかけられると思います。

他者の都合に合わせつつ、自分をやる気にさせ、成長させるシチュエーションをつくらなければならない。そのためには、一度体験したことは、しっかりと自分のものにしていく必要があります。**些細な体験でも、1つ1つが確実に自分の経験になっていれば、その組み合わせで、どんな新しい場面にも、50%は経験がある「発達の最近接領域」にすることができます。**

そのカギを握るのは、記憶の仕組みです。

# 50%の経験は、睡眠中につくられる

「悩んでいても仕方がないから、眠って忘れよう」
「一晩眠って考えたら、決心がついた」

こんなセリフを言ったり思ったりしたことって、ありますよね？

私たちは、昼間に覚えた記憶が、睡眠中に量的にも質的にも変化しているということを、感覚的に知っています。最近は、睡眠と記憶の関係を明らかにする報告がどんどん出てきています。これらの研究では、こうした私たちの感覚を、科学的に裏付ける結果が出ています。

ここで、私たちの脳が、昼間に経験したことを、睡眠中にどのように記憶しているのかを簡単におさえておきましょう。

図3：記憶の２段階モデル

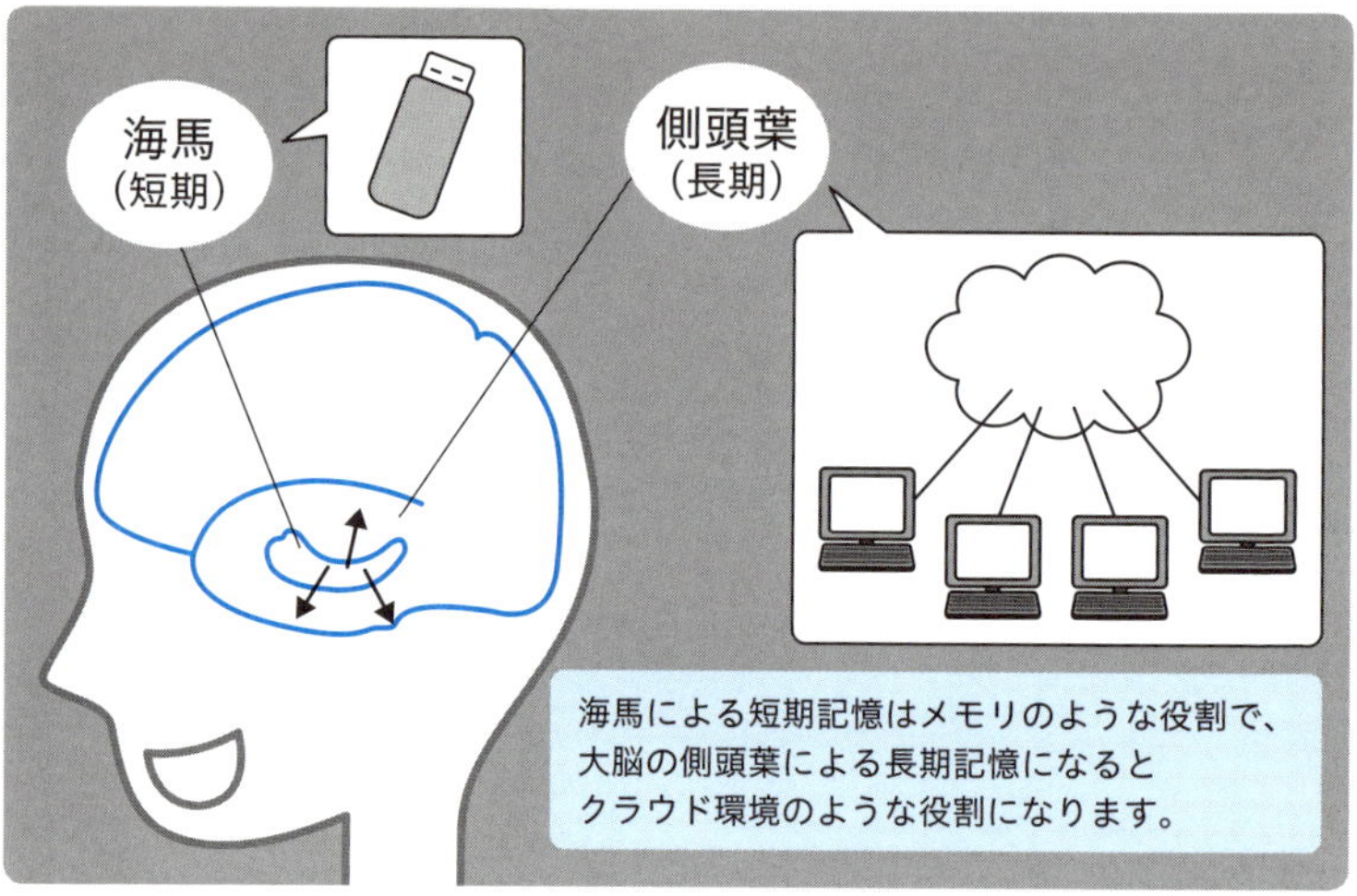
海馬
（短期）
側頭葉
（長期）
海馬による短期記憶はメモリのような役割で、
大脳の側頭葉による長期記憶になると
クラウド環境のような役割になります。

記憶の仕組みには、**「2段階モデル」**という有名なモデルがあります。記憶を司る脳の場所は、海馬と大脳にあります。海馬は、物事をすぐに覚えますが忘れやすいです。大脳は、物事をなかなか覚えませんが、覚えたことは忘れにくいです。

私たちが、目覚めている間に体験したことは、**まず、覚えやすい海馬が記憶します**。しかし、**海馬はすぐに忘れてしまうので、覚えた記憶を大脳に移します**。このプロセスを「2段階モデル」と呼びます。

この2段階目にあたる、**海馬から大脳に記憶を移す作業が、睡眠中に行われています。**睡眠中は、脳にとって、外からの画像（視覚）や物音（聴覚）などの刺激に邪魔されず、静かに集中できる、デリケートな作業に適した環境です。この作業で、問題解決に有効な情報を持っている神経同士をマッチングさせ、不必要な情報を伝達している神経を消去しているのです。記憶を量的に変化させ、脳の空き容量を増やしています。

さらに睡眠中には、起きているときに解けなかった問題が解ける**「ひらめき」**の機能があります。「ひらめき」と「思いつき」は違います。知識を詰め込んで詰め込んで考えが詰まったときに、関係ない分野のヒントで、すべての知識がつながって解決するのが、ひらめきです。睡眠は、脳の中の資源をフル活用して、記憶を質的にも変化させているのです。

睡眠中の情報処理によって、前日の経験は「使える記憶」に作り替えられます。こうして、昨日の経験に基づき、今日はさらに仕事の効率を上げるために、新しい

## 睡眠中にひらめく仕組み

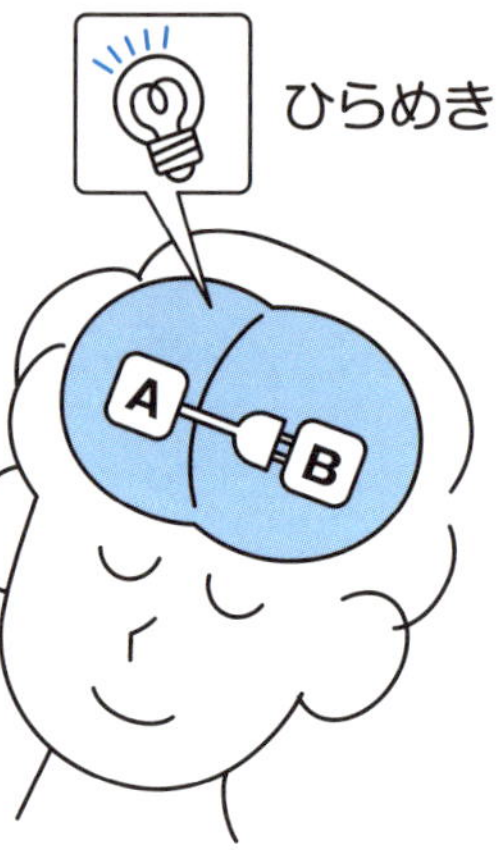


脳の中にたくさん詰め込まれた知識（細胞A）が関係ない分野の知識（細胞B）とつながると、ひらめきが起こります。

ことに挑戦するやる気が湧いてくるというわけです。

　ところが、睡眠の質が悪いと、記憶を整理するために必要な神経の活動が見られなくなってしまいます。ただ眠ればよいというわけではないのです。では、睡眠の質を高める方法とは何でしょう？眠る前の過ごし方や、快眠グッズが思い浮かぶかもしれませんね。しかし、**質の良い睡眠に重要なのは、夜ではなく、昼間の過ごし方です。**

## 基本の2つの仕組み

脳がやる気になるには、記憶の整理が重要です。そして、記憶をしっかり整理するには、質の良い睡眠が重要です。

仕組みを知れば、あなたも、睡眠をうまく使いこなすことができます。

睡眠には、相互に補い合う2つの仕組みがあります。

ヒトのからだは、時間と共にリズムを刻んでいます。そのリズムには、一定の規則性があり、**生体リズム**と呼ばれ、生体リズムが作り出す時計のような仕組みは、体内時計と呼ばれます。

また、からだの内外の変化に合わせて、からだの中の環境を一定に保つ機能もあ

図4：ヒトの体温―ホメオスタシスと生体リズムによる変化

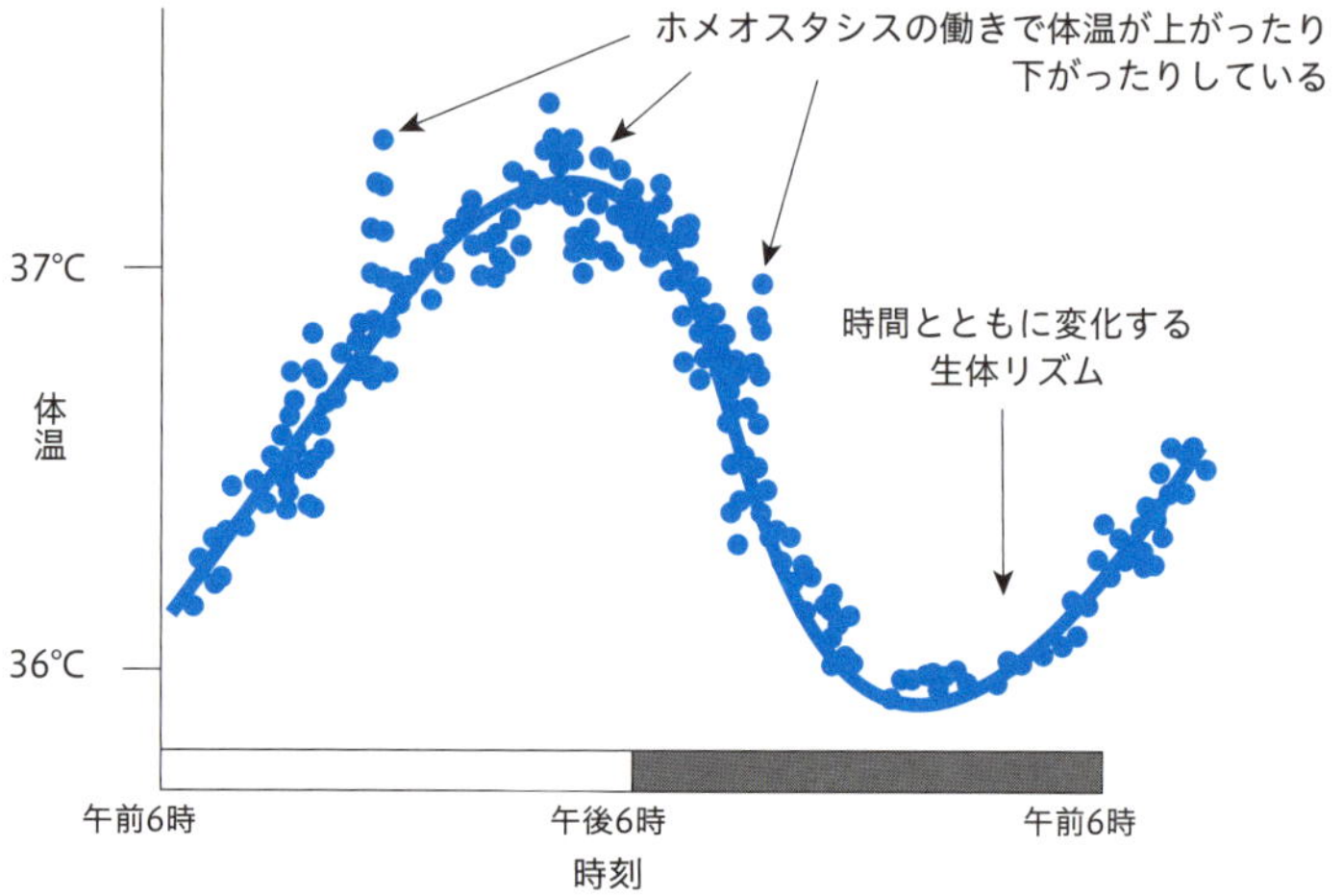


り、それは**ホメオスタシス**（ホメオ：均等な、スタシス：状態）と呼ばれています。

この2つの仕組みが分かりやすく表れている体温調節の例を見てみましょう。図4をご覧ください。点で示されているように、外界の気温に合わせて体温は上がったり下がったりして、基準を保とうとしています。これがホメオスタシスの働きです。そして、その基準自体が一定のリズムで変動しています。これが生体リズムです。

ヒトのからだには、フィードバックという働きがあります。例えば、外が暑いという「結果」を、体温を高く設定している「原因」（脳）に伝えると、脳の視床下部《ししょうかぶ》というところが、汗をかかせて、その気化熱で体温を下げます。

睡眠に当てはめてみると、フィードバックにより、エネルギーがなくなって疲れきったら眠くなります。しかし、実際には、疲れきっていても、通常眠らない時間（昼間）には、それほど長時間は眠りません。また、疲れきっていなくても、通常眠る時間（夜）には眠ります。

フィードバックによって眠くなりますが、そのときの睡眠の度合いは、生体リズムの波のタイミングで決まるのです。

これは、「結果」を「原因」に伝えているだけでなく、次に同じような「結果」（疲れきってしまう）が起こらないようにしているのではないか。未来志向のフィードフォワードという働きで、気候や生活スタイルが変わっても順応できるように、生体リズムとホメオスタシスが補完し合っているのではないかと考えられています。

生体リズムは、いわば**未来を予測できるツール**ということです。

本書の目的は、この生体リズムの仕組みを知り、これから起こるからだの変化を先読みして行動することで、みなさんが、自身のやる気を引き出すことです。

## 睡眠を司る3つのリズム

本書では、日常生活で私たちが自覚しやすい3つの生体リズムを取り扱います。

**メラトニンリズム**
**睡眠－覚醒リズム**
**深部体温リズム**

メラトニンとは、日の光や照明と強く関係する物質です。皮膚に作用すると、色素細胞内のメラニン顆粒が細胞核の周囲に凝集して、皮膚を退色させることからメラトニンと名付けられたとされています。

原料は、納豆などの大豆製品に多く含まれる、トリプトファン（必須アミノ酸）で、脳内でセロトニンに変わった後、メラトニンに変化します。

**メラトニンは、光を感知すると減少し、夜間に暗くなると、急速に増加する**という特徴を持っています。**睡眠を誘発する**作用のほか、エネルギーを使った後に発生する活性酸素を除去したり、抗がん作用や性腺機能を抑制するなど様々な働きがあり、いまだ不明な点も多い物質です。

睡眠－覚醒リズムとは、眠る脳（大脳）と眠らせる脳（脳幹）が持つ、脳の働きを維持するシステムです。

脳には、睡眠を発動させる神経がネットワークをつくる「脳幹」という場所があります。この場所の、眠らせる神経が働くと、判断や優先順位を決めるなど高いレベルの働きをしている大脳が眠ります。

1日のうちで、この**大脳を眠らせるシステムが強く働く時間帯は、起床から8時間後と22時間後の2回**あります。

深部体温リズムとは、からだの内部の温度が変化するリズムです。

18世紀後半に、体温計が実用化されたことから、深部体温にリズムがあることが明らかになりました。

食事や運動によって体温は高まりますが、1日2食や絶食にしたり、絶対安静にしても体温のリズムはなくならないことから、行動の要因だけでなく、独自のリズムを刻んでいることが分かっています。**深部体温は、起床から11時間後に最も高くなり、22時間後に最も低くなります。**

図5：3つの生体リズムの関係

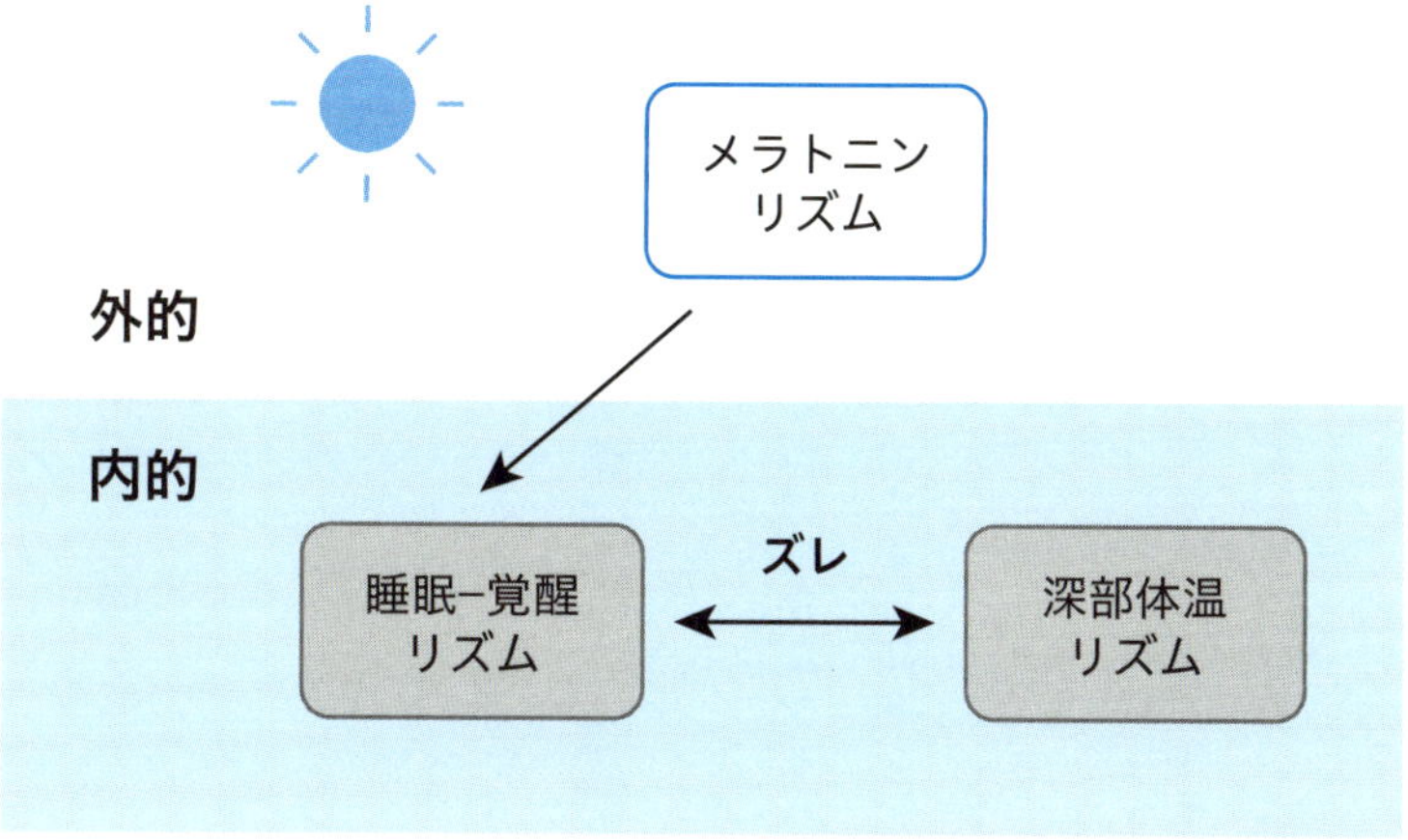


これら3つのリズムは、それぞれ上の図のように関係しています。

メラトニンリズムは、外界（光に当たる時間）に直接影響を受けるので「外的リズム」と呼ばれます。それに対して、外界の影響を直接受けない睡眠−覚醒リズムと深部体温リズムは、「内的リズム」と呼ばれます。

ヒトの体内時計は、24時間より長いので、**朝の光を感知しないと**そのまま時間を刻み、数十分から1時間程度（個人差があります）**後ろにずれていきます。**実際に光が当たらないところで生活すると、その人にとっての1日の始まりは、1時間程度ずつ遅くなっていきます。

睡眠－覚醒リズムは、すぐにずれてしまう弱いリズムです。朝、光を感知せずに1日のスタートが遅れると、つられてリズムが後ろにずれます。

一方で、**深部体温リズムはなかなかずれない**強いリズムです。1日や2日、ほかのリズムが遅れても、そのまま24時間を刻みます。すると、3つのリズムの調和が崩れます。

例えば、通常6時に起床する場合、睡眠－覚醒リズムにより14時と4時に眠くなりますが、3時間寝坊をすると17時と7時になります。最高体温になる17時に眠くなって体温が下がってしまい、翌日は7時に眠くなるので6時に起きられなくなります。

このようなリズムのずれを「**内的脱同調**」と呼びます。

内的脱同調が起こっていると、**深部体温リズムの勾配が低くなり、睡眠は浅く、昼間は覚醒が低くなります。**悪循環です。この状態が14日～21日間継続したあたりで、深部体温のリズムも後ろにずれていきます。こうなると、リズムは簡単に戻らなくなります。

**朝、光を浴びる**ということは、その時点からメラトニンリズムが働き、そのままでは後ろにずれてしまう1日のスタートが、前にずれるので、1日24時間で過ごすことができる重要な行為だということです。

図6：内的脱同調

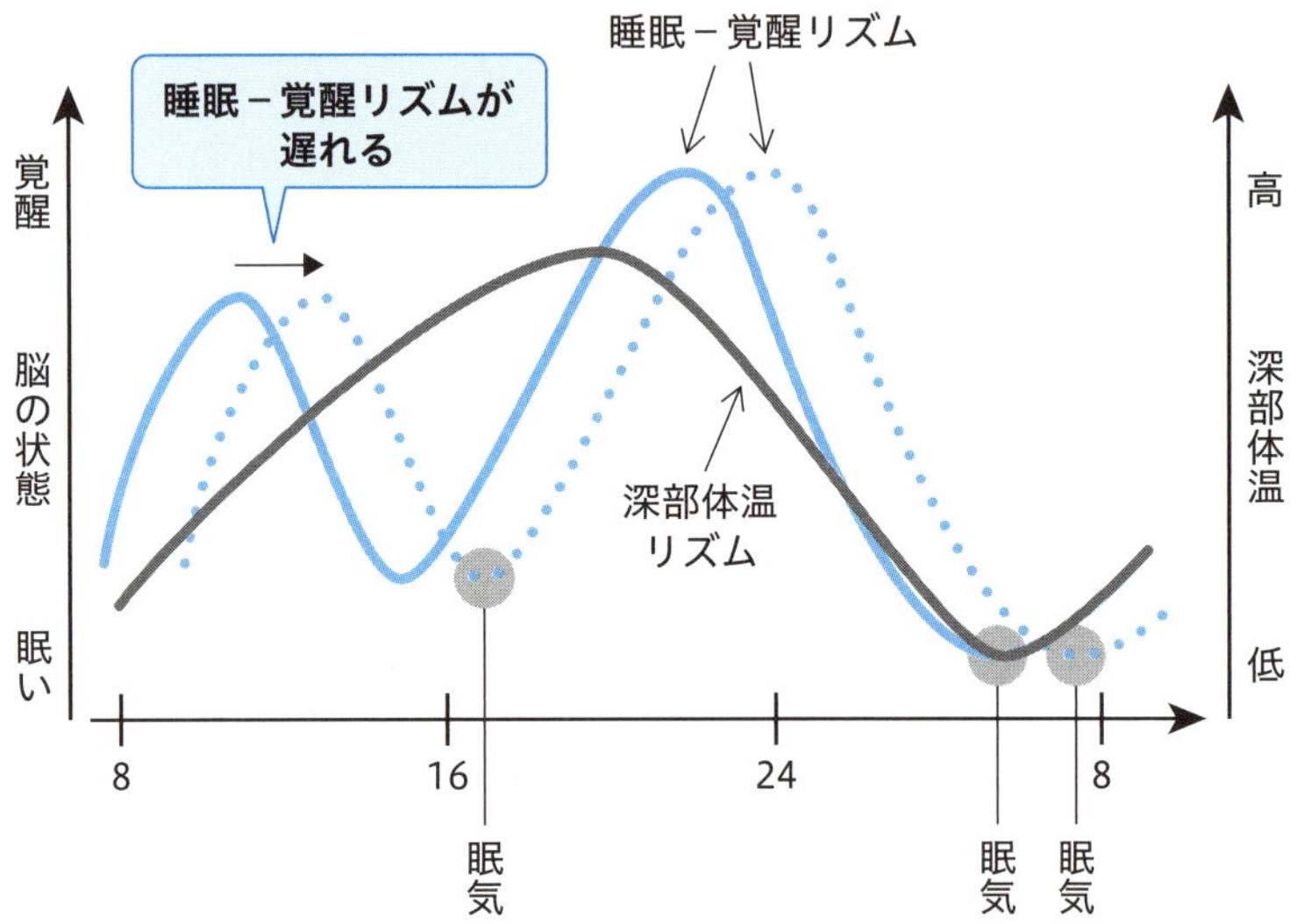
睡眠－覚醒リズム
睡眠－覚醒リズムが
遅れる
覚醒
脳の状態
眠い
高
深部体温
低
深部体温
リズム
8
16
24
8
眠気
眠気
眠気

メラトニンリズムは内的脱同調を防ぐために最も重要ですが、毎朝光を浴びることが難しくても、ほかの2つのリズムをずらさないことで、カバーすることができます。

## 3つのリズムからの大原則

3つのリズムを実際の生活行動に置き換えてみると、このような大原則が出来上がります。

**「起床から4時間以内に光を見て、6時間後に目を閉じ、11時間後に姿勢を良くする」**

この大原則を、それぞれの時間帯に、**5分でできる行動に分ける**と、これからご紹介する**3つの法則**になります。

第3章では、**朝5分—光の法則**として、**光を見てメラトニンを減らし、脳を覚醒させる**方法をご紹介します。

第4章では、**昼5分—負債の法則**として、**目を閉じて脳の睡眠物質を減らす**方法をご紹介します。

第5章では、**夕方5分—体温の法則**として、**姿勢を良くして体温を上げ、眠り始めの体温を下げる**方法をご紹介します。

これが、やる気が湧き上がる法則です。

3つの法則の背景には3つのリズムがあり、リズムはそれぞれが影響し合っています。3つすべてを実行できなくても、**1つでも始める**ことができれば、自然に3つの法則が可能になるサイクルが出来上がっていきます。

図７：大原則と３つの法則

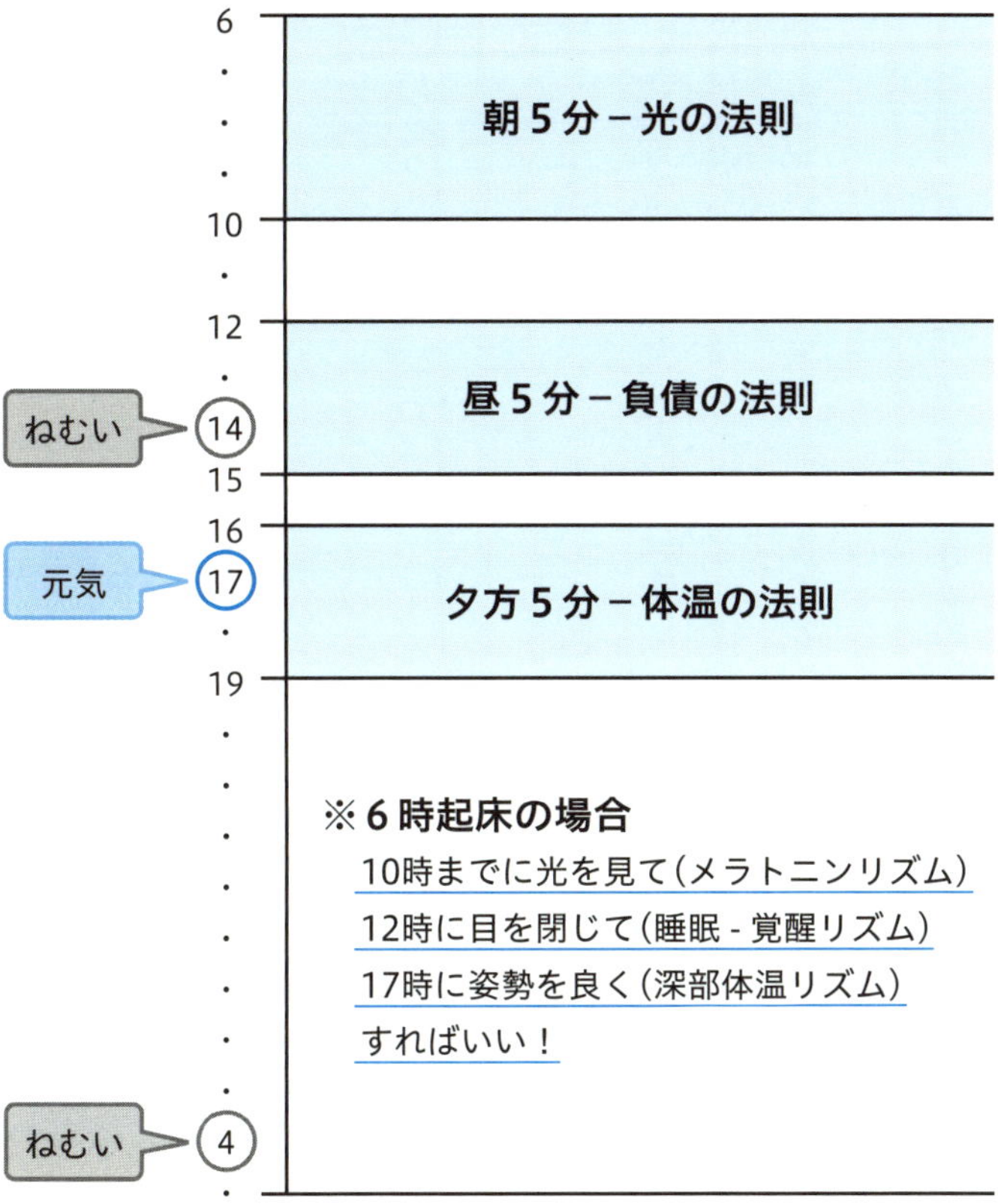
6
朝５分－光の法則
10
12
昼５分－負債の法則
ねむい
14
15
16
元気
17
夕方５分－体温の法則
19
※６時起床の場合
10時までに光を見て（メラトニンリズム）
12時に目を閉じて（睡眠 - 覚醒リズム）
17時に姿勢を良く（深部体温リズム）
すればいい！
ねむい
4

これら3つのリズムを使いこなすために、みなさんに身につけていただきたいことがあります。

それは、**未来の成果のために行動する**という姿勢です。

## 今日の行動は、明日のリズムのため

毎日忙しく生活する私たちにとって、規則正しい生活ほど、酷な作業はありませんよね。早寝早起きが健康に重要なことは、言われなくても分かっています。しかし、現代の都市型生活では、生体リズムは知らないうちに後ろにずれていき、簡単に夜更かし朝寝坊の生活になってしまうのです。

忙しい生活の中では、一体どうすれば良いのか。

私は、病院で患者さんと接してきた中で、良いリズムがつくれる方と、なかなかつくれない方には考え方の違いがあることに気がつきました。

その違いとは、**マネジメントという発想**です。

良いリズムをつくることができる患者さんは、「規則正しい生活」は目指していません。どんな行動をすると、その後、自分のからだがどうなるかを常に評価し、修正しています。私が、病気と今後の生活について説明すると、良いリズムをつくられる患者さんは、「なるほど。私のからだはそうなっていたのか」と、まるで新しいことを発見したときのような反応をされます。

病気を抱えながら歩むこれからの生活を考えると、不安や落ち込む感情が前面に出てしまいます。しかし、仕組みを知り、どうすればよいかを科学的に考えられると、人は、「面白い！」という反応をするのです。

私は、**ヒトを動かすのは、この「面白い！」という感情**だと確信しています。

この本に書かれているヒトのメカニズムを、みなさん自身が面白い！と感じ、毎日の生活を科学的にマネジメントしようという発想を持っていただければ、生活しているだけで、必ず内側からやる気は湧き上がってきます。

3つの法則の詳細を知っていただく前に、次の章では、みなさんが、自身の生活をマネジメントするために必要な観察ポイントについて、ご紹介します。日常のありふれた行動が、実は脳からの重要な警告サインなのです。

## 第１章のポイント

◎やる気が湧き上がるのは、50％は経験があり、残りの50％は未知の冒険であるシチュエーション。

◎質のよい睡眠で記憶を整理すれば、どんな状況でもやる気が湧き上がる！

◎睡眠を変えるには、３つの生体リズム（メラトニンリズム、睡眠－覚醒リズム、深部体温リズム）を知ればいい。

◎３つの生体リズムを活用する「睡眠の法則」は
朝５分―光の法則：起床から４時間以内に光を見る
昼５分―負債の法則：起床から６時間後に目を閉じる
夕方５分―体温の法則：起床から11時間後に姿勢を良くする

◎やる気のメカニズムを「面白い！」と思えば、今日から実践できる！

# 第2章

# やる気の警告サインをキャッチする

## 脳の警告サインを知る

ペンや指で机をコツコツ叩いたりしていませんか？　実は、それが脳からの警告サインです。

警告サインが伝えていることは、**「すでに脳は、覚醒レベルが低下しています。直ちに対処してください。さもないと、やる気が起こらなくなるか、焦って先走るようになります」**ということです。これは、「はじめに」でご紹介した2人の患者さんの例と同じです。

警告サインに気づくことで、今の自分の状態を知り、改善していくことができます。ご自分の日常場面を振り返りながら、具体的な警告サインを見ていきましょう。

## タンスのカドに足の指をぶつけたら

ものすごく痛いですよね。

この痛さは、いまさら説明しなくても、分かっていただけると思います。

しかし、痛いだけでなく、これは**脳がしっかり目覚めていない**ことを示しています。すれちがった人の肩やドアにぶつかってしまうことも同じ現象です。

脳が目覚めている度合いを、**覚醒レベル**と表現します。睡眠が不足すると、目覚めていても、覚醒レベルは低下しています。**覚醒レベルが低下すると、ボーっとするか、逆に興奮します。**興奮するのは、ボーっとした状態では、危険を回避できないので、周囲に対して警戒を強めるという、脳自身の対処反応です。どちらにしても、仕事中は、ミスをしやすくなります。

足の指がぶつかるということは、**からだの動きを脳が把握できていない**ということです。

脳は、からだの動きを把握するために、2つの感覚を使っています。

1つは、からだの傾きを感知する**前庭感覚**《ぜんてい》です。一般的には、平衡感覚という名前で呼ばれています。私たちは、歩いているときに頭が上下に動いていますが、その揺れだけで気持ち悪くなってしまうことはありません。前庭感覚がからだの傾きを感知して調整しているからです。前庭感覚が発達していないハトは、足を踏み出すたびに頭を上下に揺らしながら歩かなければなりません。

もう1つは、筋肉の感覚である**固有感覚**《こゆう》です。筋肉は、一般にからだを動かすための器官だと知られていますが、実は、からだの動きを脳に伝えるという感覚器官としての重要な役割があります。視覚や聴覚が外部からの情報を受け取るための感覚であるのに対して、外部の情報が何もなくても、自分が動くだけで感覚を生み出すことができるということで、固有感覚という呼び名がついています。

この2つの感覚は、私たちの脳の覚醒を保ち、脳が安定して働くための大切な役割を持っています。つまり、からだの傾きや筋肉の動きを正確に把握できないときは、脳の働きが低下しているということです。これは、一時的に眠くなった状態とは違い、慢性的にボーっとしていて、しっかり眠っていないし、しっかり目覚めてもいない中途半端な状態です。

からだが物や人にぶつかるサインが出ているときは、**脳は、自身を目覚めさせるために、戦略的に前庭感覚や固有感覚を刺激する命令を出します。**その命令が出ると、私たちは、椅子に座っているときに頻繁に座り直したり、貧乏ゆすりをしています。他人の目には、落ち着きがないというように映ります。

そんな人を見かけたら、脳の働きという視点では、「落ち着きがない人だな」というより、「睡眠不足なんだな」という表現の方が適切です。

## アメを最後までなめずに噛んだら

アメ玉を最後までなめていられますか？

口に入れたらすぐに噛んでしまう。これも脳からの警告サインです。

噛むという行為は、1秒間に2～3回程度のスピードで行われる**リズム運動**です。からだがリズムのある運動をすると、脳にはセロトニンという物質が分泌されます。セロトニンについては、第3章で詳しく説明しますが、極端に少なくなるとうつ病になってしまうことから、**気分を安定させる作用**があると考えられています。

リズムのある運動は、噛むことのほかにも、呼吸すること、歩くことなど、無意識に行うことから、自転車に乗ること、音楽にのってダンスをすることなど、様々な場面で行われています。これらの行為を大切にし、丁寧に行うことで、セロトニンが分泌され、スッキリした気分になります。

反対に考えると、**気分が不安定になっていると、脳はからだに向けてリズムのある運動を命令し、セロトニンを増やそうとします。**アメや氷など、硬くて噛んだ感触が強く伝わるものが口に入った途端にガリガリと噛んでいるときは、脳が気分を安定させようとしているサインです。

うろうろ歩き回ったり、ペンや指で机をコツコツ叩いたりすることも同じです。

気づかないうちに噛んだり歩き回ったりしているときは、**生活全体を通して、リズムのある運動がないがしろになっている**ということです。脳は、対処しようと私たちにアメを噛ませますが、慢性的に不安定な状態だと、そんな程度では気分がスッキリするには至りません。

そうはいっても、毎日、意識して丁寧に呼吸したり歩いたり、ダンスを習いに通ったりすることは難しいですよね。

第3章では、生活しているだけで自然にセロトニンが増え、脳の働きを正常に戻す方法をご紹介します。

## 机の上が片付かなかったら

机の上が読まなければいけない本や書類で山積みになっていませんか？　机の上の様子は、脳の情報処理の状態がよく表れます。

脳の前方に位置する前頭葉は、私たちが効率よく仕事をこなすための重要な役割を担っています。その代表的な働きの中に、「**考えを切り替える**」ことと、「**複数の情報を処理する**」ことがあります。

例えば、デスクワークをしていると、書類が舞い込んできます。脳は即座に手元の作業から「考えを切り替え」、手元の作業と比較して「複数の情報を処理し」今やるべきことか、後に回すべきことかを判断します。

睡眠が不足すると、**前頭葉の働きが低下**してしまいます。すると、この判断が迅速にできなくなります。

すぐに処理ができる書類でも、ひとまず横に置いておきます。しばらくすると、手元の作業を止めて、その書類を眺めます。少し手をつけますが、途中でまた手元の作業に戻ります。

こんな感じで、**情報の取捨選択能力が低下**し、気がつくと机の上は書類の山に。判断が低下すると**仕事を後回しにするしかないので、仕事がどんどん溜まってしまう**のです。そして、残業が増えて睡眠時間が減る悪循環になってしまいます。

このサインは、本人のだらしなさだとして見過ごされてしまいがちです。

第3章の事例では、睡眠が変わったことで、仕事を溜めずに、時間内に必要なことを終わらせることができるようになった例をご紹介します。

## 夜中のお菓子を我慢できなかったら

夜中に、無性に甘いものが食べたくなることがありますよね。このときに食べる甘いお菓子は、特別においしいです。

実は、この時間は、実際には空腹ではありません。6時起床の人の場合では、20時過ぎには、胃酸の分泌ピークは終わっています。空腹ではないのになぜ食べたくなるのか。これも、脳の覚醒レベルが低下したサインです。

脳は覚醒レベルが低下すると、**エネルギー不足**だと判断します。するとまず、満腹を感知するレプチンという物質が減るので、満腹感が減り空腹を感じます。さらに、胃や小腸から分泌される、食欲を刺激するホルモンであるグレリンが増えます。空腹を感じた上に食欲が出るので、私たちは、無性に食べたくなるのです。

睡眠が不足しているか否かに関わらず、夜中には空腹を感じ食欲が出るように反応します。もともとは、脳がエネルギー不足だと勘違いしている反応です。普段から十分に睡眠がとれているときは、それほどエネルギーは不足していないので、このときの食欲を我慢することができます。

しかし、**慢性的な睡眠不足**では、実際にエネルギーが不足しているので、**食欲を我慢することができなくなります。**自覚することなく夜中に食べる回数が増えていくと、体温が上がって眠りは浅くなり、成長ホルモンの分泌が減るため、第5章でご紹介する睡眠中の糖分の燃焼が減ってしまいます。空腹の状態で朝を迎えられないので、朝食が軽めになり、午前の体温が上がりにくくなります。その結果、**仕事のパフォーマンスが低下**してしまいます。

当然、**体重も増えてしまいます。**

仕事の充実のためにも、またダイエットのためにも、夜中の食事を我慢できなくさせている睡眠のリズムを改善しようと認識していただくことが大切です。

## 人の言い方が気になったら

「いつもは流せる会話なのに、カチンときて、つい言ってしまった……」

こんなときは、ストレスが溜まっているんだと感じると思います。

そういう場合、ストレスを解消しようとして、友人と飲みに行ったり、夜中までテレビを見たりして、気分転換を図る人が多いでしょう。

ところが、気分転換をしてスッキリするはずが、実際には、カチンとくることはなくならず、それどころか、人間関係のストレスはだんだん強くなってしまいます。

私は、「ストレスで眠れません」とご相談いただくことが度々あります。しかし、脳の働きから見ると、**「しっかり眠っていないから、どうでもいいことをストレスに感じてしまう」**という表現が適切です。

もし、私たちが動物だったら、脳の覚醒レベルが低下すると、敵に襲われ食べられてしまう危険性が高まります。そのとき脳は、敵を警戒する部位を活発に働かせて、ピリピリと周囲に注意を払います。

これと同じ現象が、ヒトでも起こるのです。私たちの快、不快という基本的な感情を司る**扁桃体**《へんとうたい》という部位は、睡眠が不足し、脳の覚醒レベルが低下すると、**過剰に働きます**。

すると、必要以上に、相手の言動に感情的な反応をしてしまいます。これをストレスだと片付けてしまい、気分転換を図ると、その行動によって睡眠の質は低下し、翌朝にも扁桃体の過剰な働きは変わらず、ピリピリしてしまいます。

さらに、扁桃体のすぐ後ろには、**海馬**という記憶を司る部位があります。海馬は、扁桃体の反応を記憶するので、**似たような場面で不快な反応をする**という、パターンが出来上がってしまいます。

他愛もないことにカチンときたら、睡眠のリズムをうまく強調して、乗り切りましょう。

## 「あれ？ 何しに来たんだっけ？」と言ったら

物を取りに行き、目的の部屋に入った途端、何を取りに来たのかを忘れてしまう。仕事がタイトなときには、こういうことが、よくありますよね。

この現象を「物忘れ」と認識される人が多いと思いますが、実際には少し違います。これは、**注意という機能の問題**であり、やはり脳の覚醒レベルが低下したサインです。

脳の働きとしての注意とは、４つの段階に分かれています。

**①注意する対象を選ぶ（選択的注意）**
**②選んだ対象にずっと注意を向ける（持続的注意）**
**③②の対象に注意を向けながら、もう1つほかのことに注意を向ける（同時注意）**
**④いくつもの対象に注意を向けつつ、必要に応じて焦点を当てる（転導注意）**

仕事がタイトなときは、頭の中は④の状態です。何しに来たんだっけ？と言ったときは、④で注意を向けていたはずなのに、頭の中で別のことに注意を奪われた状態です。忘れたわけではないので、少し考えたり、場所を変えたりするとすぐに思い出せます。

## 図8：注意とパフォーマンスの関係

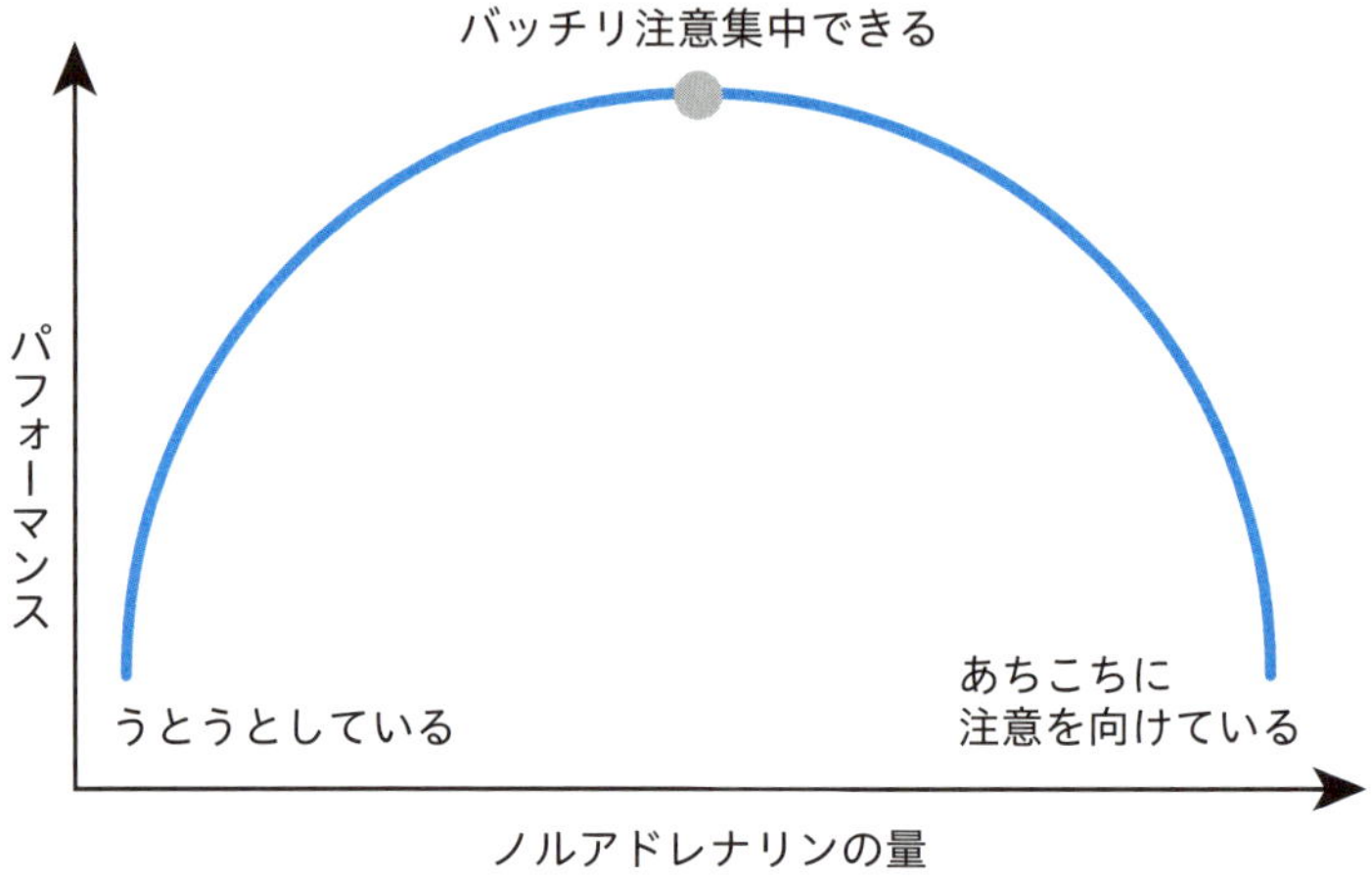


この注意の機能は、脳幹にある青《せい》斑核《はんかく》という場所から分泌されるノルアドレナリンという物質と関係しています。ノルアドレナリンが少ないときは、覚醒レベルが低く、ボーっとして、多いときは興奮しています。

実は、図8に示すように、ノルアドレナリンの量とパフォーマンスの関係は、逆U字の曲線を描きます。**脳の覚醒レベルが、低下しても興奮しても、パフォーマンスは低下し、注意を切り替えたり持続したりすることができなくなります。**

問題は、それほど忙しくないときでも、高度な注意の働きを必要とする状況を自分でつくり、脳を興奮させてしまうことです。いわゆる「**ながら活動**」です。

特に見たいわけでもないテレビをつけながら書類をつくったり、音楽をかけながら作業をしていませんか？　忙しくないときでも、「ながら活動」をしていると、脳は必要以上に興奮し続け、日常的に注意の能力が低下し、物忘れのような警告サインが出てしまいます。

脳は、興奮状態に対し順化するので、「ながら活動」が習慣化していると、興奮していることに気づかなくなります。すると、静かな環境がすごく寂しく感じたり、かえって落ち着かなくなったりします。そのような人が「ながら活動」をやめてみると、ものすごく眠くなります。本来出るはずの眠気が出てくるからです。

いつでもどこでも5分もせずにすぐに眠れるという人は、普段から**脳を興奮させ過ぎ**ています。自分の脳に入る刺激を減らせば、さらにハイパフォーマンスを実現することができるのです。

## リズムをつくれば警告サインはなくなる

いかがでしたか？　共感できるサインはありましたか？

ここに挙げられていないものでも、ご自分が不調を感じたときによくやっている仕草に気づいていただき、それをご自分の脳からのサインとして認識してみてください。

これらの警告サインは、本書でご紹介する方法によって、なくなっていきます。劇的な変化ではありませんが、**「そういえばなくなった」と感じたときに、間違いなく、仕事も充実しているはずです。**

## 第2章のポイント

◎日常の何気ない行動に脳からの警告サインが隠れている。警告サインをキャッチして、やる気がなくなる前に、睡眠の法則で対処しよう！

◎タンスのカドに足の指をぶつけたときは、からだの傾きが感じられていない。これは、落ち着きがなく、あたふたしてしまうサイン。

◎アメを最後までなめずに噛むときは、脳がリズムのある運動を使って気分を安定させている。無性にイライラし始めるサイン。

◎机の上が片付かないときは、情報の取捨選択をする前頭葉が働いていない。仕事が増えて帰宅が遅くなるサイン。

◎夜にお菓子が食べたいときは、脳がエネルギー不足なだけでお腹はすいていない。食べ過ぎて、脂肪だけが溜まっていく危険なサイン。

◎人の言い方が気になったときは、脳の働きが低下して周囲を警戒している。なんでもかんでもストレスに感じるようになるサイン。

◎「あれ？ 何しに来たんだっけ？」と言ったときは、脳が興奮して自分の注意力の低下に気づかなくなっている。忙しい状況を自分で作り出してしまうサイン。

コラム

## 引き出しから頭痛薬が消えた！

最近の研究から、睡眠の不足が五大生活習慣病（がん、脳卒中、心臓病、糖尿病、精神疾患）の発症と強く関係していることが明らかにされてきています。睡眠の不足が怖いのは、すぐに病気になるわけではなく、数年後、数十年後の病気の発症と関係していることです。

数年後の病気の危険性を意識することは難しいですが、私たちは日常的に、その前段階の不調を体験しています。欠勤するほどではないけど、体調が悪いという状態です。これは、プレゼンティーイズムと呼ばれ、からだの不調（倦怠感、肩こり、からだのかゆみなど）、消化器の不調（胃痛、便秘、下痢など）、神経系の不調（頭痛、めまい、手足のしびれなど）、精神的な不調（イライラ、落ち込み、やる気が起こらないなど）などが含まれます。

私は、このプレゼンティーイズムは、睡眠の不足と関係があると考えています。

これは、私自身の体験ですが、私は、学生時代から頭痛もちで、強い頭痛があると3時間後に雨が降る「頭痛天気予報」ができるほど、日常的に頭痛がありました。いつも雨が降るので気圧のせいだと思っていましたし、病院でも原因は分からず、職場のデスクの引き出しには頭痛薬を常備していました。69ページのグラフがそのころの私の睡眠状態です。

臨床を通じて睡眠の研究をし、自分の生活でも実験をしてみたところ、本書でご紹介する方法で、頭痛は全くなくなりました。69ページの1年後が70ページです。

つまり、生活リズムと生体リズムの調和がずれていたことが原因で、体調が悪くなっていたということです。第1章でご紹介したホメオスタシスの考え方だけでは、症状が出るたびに薬などで対処することになります。しかし、生体リズムの考え方を用いることで、どこのリズムがずれているから、どの時期にどんな不調をきたす可能性があると把握でき、その結果、未然に防ぐことができます。

あきらめて付き合うしかないと思っている不調の中にも、リズムが調和することで改善できるものがあるかもしれません。

## 図9：私自身の睡眠日誌

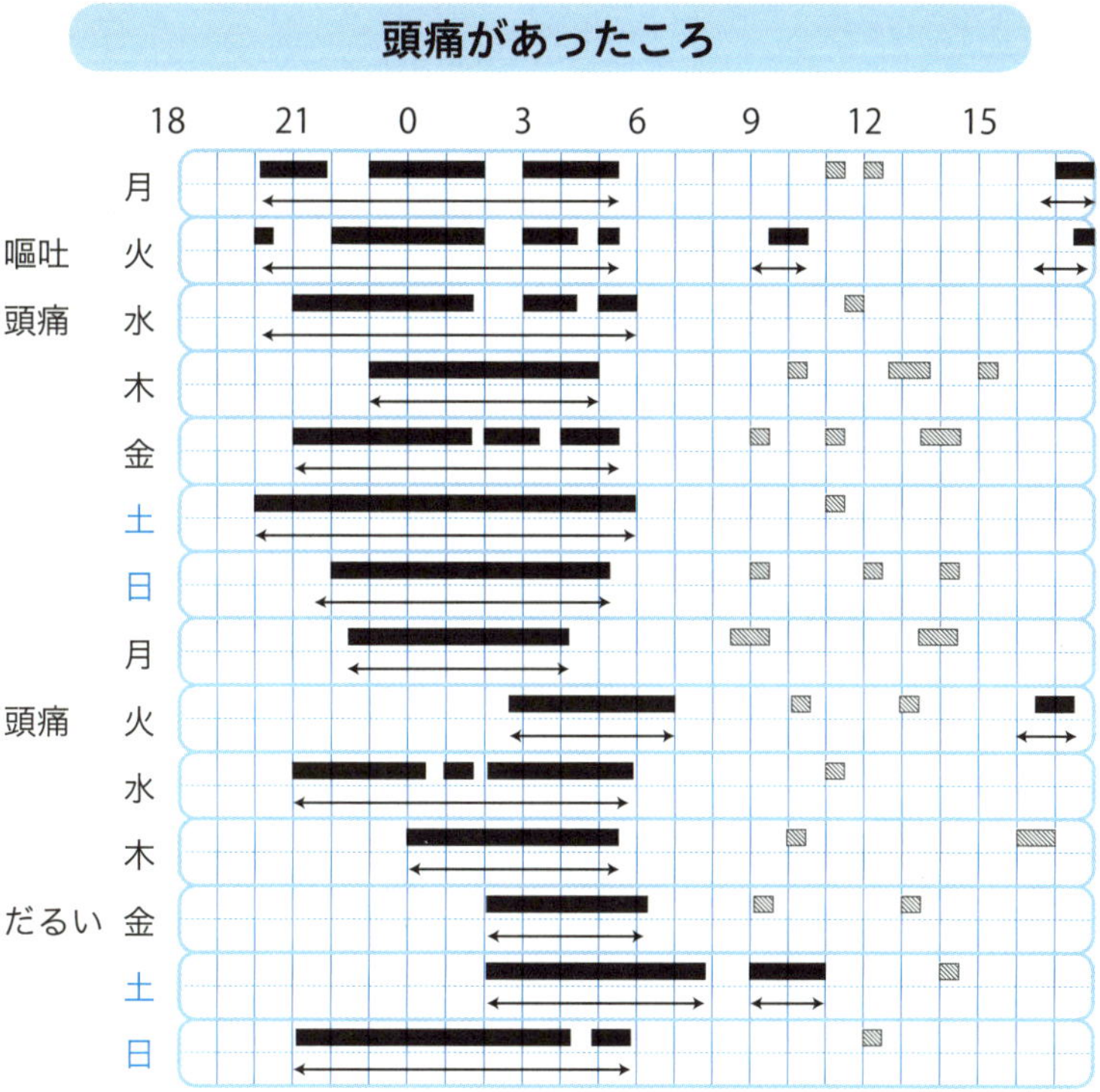


毎週のように頭痛があったころのもの。黒く塗られている部分が眠っている時間で、矢印は布団の中にいる時間、斜線は眠気がある時間です。睡眠が途切れやすく、日中に眠気が残っています。

## 改善後

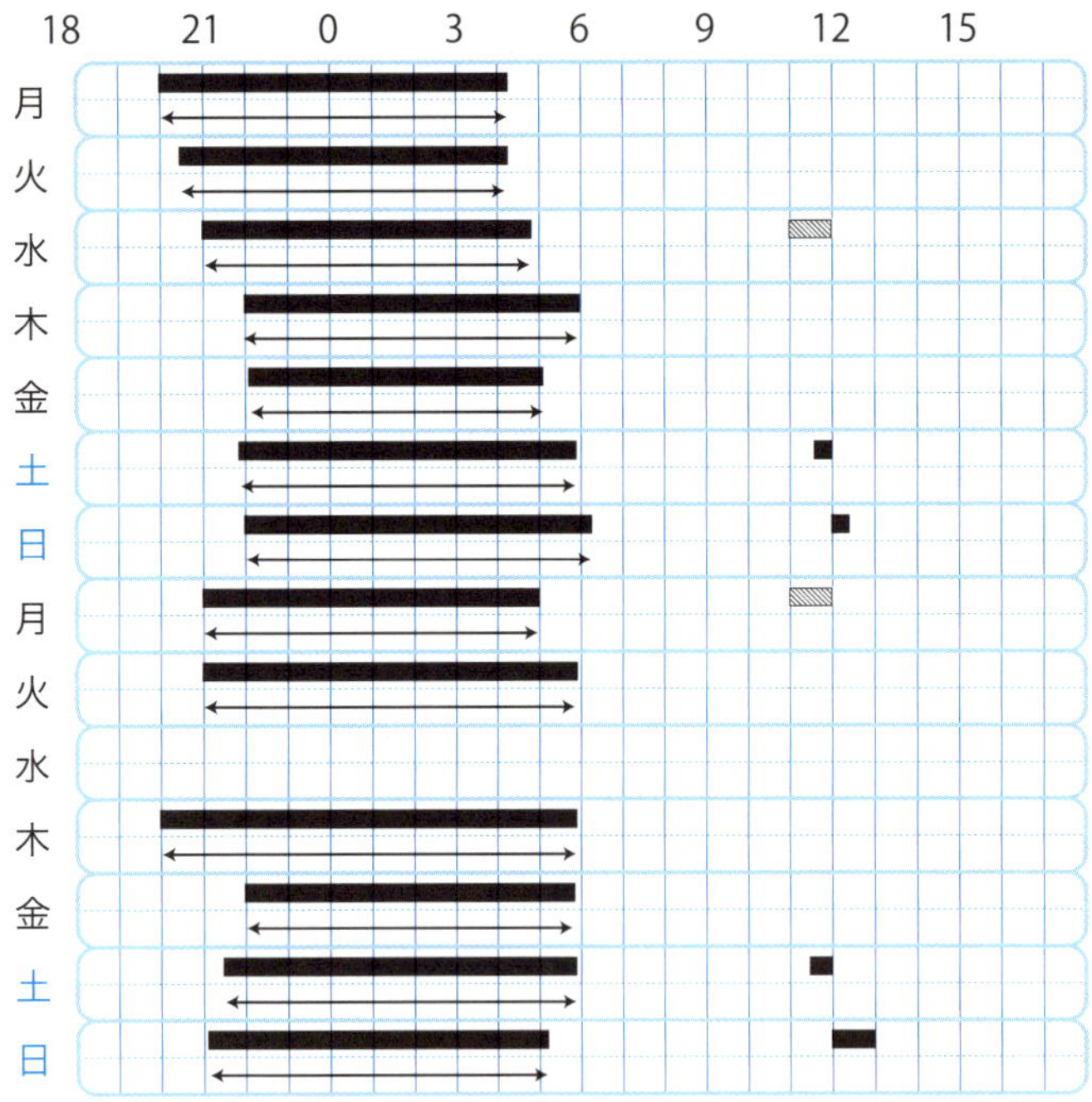


実験から１年後のもの。眠りが途切れなくなり、日中の眠気も減っています。睡眠時間はあまり変わっていませんが、きれいにそろっている印象があります。２週目の水曜日に徹夜をしていますが、木曜日以降には影響は出ていません。

# 第3章

# 朝5分――光の法則

# オフィスワーカーが陥る錯覚とは

オフィスの中から外を見ると、よく晴れた日でも、オフィスの中の方が明るく見えることがありますね。室内は外より暗いということは、頭で分かっていても、感覚的には、朝から夕方まで室内にいると、ずっと明るいところで働いている感じがします。

室内でも明るく感じるのは、ヒトの目が、焦点を合わせるために巧妙な技術を使っているからです。計測してみれば、屋外とオフィス内では、明るさの差は歴然です。

光の強さの単位をルクスと言います。

晴れた日の屋外では、光の強さは1万ルクス以上です。一方で、一般的なオフィスの照明は、机の高さで５００ルクス程度になるように設計されています。曇りの日でも、窓際では５０００ルクスを超えます。５００ルクスは、真っ黒い雲が覆う大雨の日の窓際と同じぐらいの光の強さです。

**オフィスの照明設計は、知的作業をはかどらせるために５００ルクスに設定されています。**仕事の効率を高める環境という視点では、適切な明るさですが、**生体リズムを整えるという視点では、恐ろしく暗い**のです。

暗いとどんな問題が起こるのか。光に強く影響される生体リズムである、**メラトニンリズム**のメカニズムを見ていきましょう。

## メラトニンが1日24時間をつくる

第1章で触れたように、メラトニンは、その働きが多様であり、いまだ不明なことも多い物質です。

本書では、メラトニンの体内時計に関係する働きに焦点を当てます。ヒトは、1日が24時間より長い体内時計を持っています。ヒトにとっての1日の始まりから終わりまでを1つのブロックのように考え、これを**位相**《いそう》と呼びます。

## メラトニンは、この位相の調整をしています。

位相を調整する組織のトップは、脳の視床下部《ししょうかぶ》と呼ばれる部位の中にある視交叉《しこうさ》上核《じょうかく》という神経核です。この部位を破壊すると、位相が消えてしまい、その後、移植すると位相が復活したことから、体内時計の最高司令部、**マスタークロック**と呼ばれています。

マスタークロックからの指令を受けて、筋肉や臓器などの実行部隊に具体的な指示を出すのが、視交叉上核の後ろにある松果体《しょうかたい》です。

図10：マスタークロックと松果体

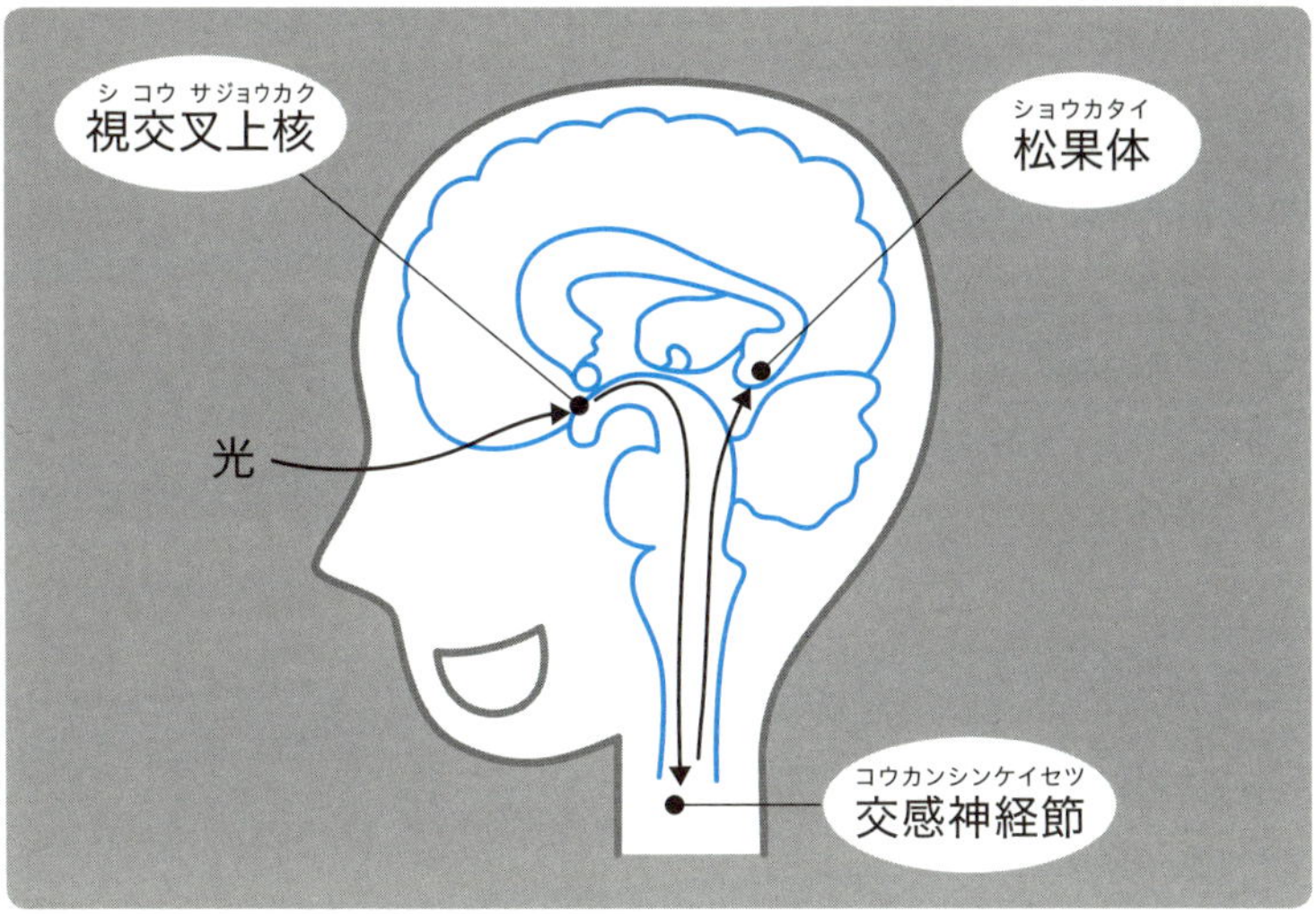


体内時計は、光を感知したときがスタートです。

時間が経過し、日没によって周囲が暗くなると、マスタークロックは松果体に命令を出し、メラトニンを分泌させます。さらに時間が経過し、そのまま24時間を回っても体内時計は時間を刻みます。

ここで日が昇り、マスタークロックが光を感知すると、松果体がメラトニンの分泌を止めます。するとと位相は前進し、そこからまた新しい１日の時間を刻みます。

こうして私たちは、1日を24時間で過ごすことができます。

電波時計をイメージしていただけると分かりやすいかもしれません。からだの中の時計は、少しずつ誤差が生じます。それを、**光を感知することで、毎日合わせています。**

この柔軟なシステムによって、地域や季節による日照時間の変化に自らを合わせることができるのです。

## 理想的な柔軟な組織

さらに、このマスタークロック（中枢時計）に対して、からだの中のほとんどの細胞（男性の精巣だけにはないようです）が、それぞれに時計を持っている（末梢時計）ことが明らかにされています。

**時計遺伝子**と呼ばれ、血管や内臓、筋肉が、ただ上からの命令に従うだけでなく、それぞれに働く時間を刻んでいます。第2章「夜中のお菓子を我慢できなかったら」の胃が働く時間も、この遺伝子の作用です。

マスタークロックは、1日に1回、時計を合わせるだけでなく、そのときのミッションに合わせて、からだ中の時計遺伝子のタイミングを合わせて最適な状態をつくっていると考えられています。

朝、光を浴びて、メラトニンの分泌を止めることは、私たちのすべての行動に影響するということです。

もし、このマスタークロックと時計遺伝子の関係のような、会社組織があったらどうでしょう。ミッションごとに、個々の従業員の能力とコンディションの波のずれをうまく組み合わせて、チームと役割を編成する。マスタークロックであるトップは、コンダクターのような役割を担い、従業員は、コンディションが良いときも悪いときもその特性を活かし、ミッションを達成していくのです。こんな会社に所属したら、きっと仕事が楽しくてしょうがないでしょうね。

さて、マスタークロックは、暗くなると松果体にメラトニンを分泌させますが、その**「暗くなる」の基準は500ルクス**です。500ルクスより暗くなると、メラトニンが分泌され始めます。

大抵のオフィスは、500ルクス程度の明るさでしたよね。1日の大半を暗い中で過ごす生活では、位相を調整する**マスタークロックは混乱**してしまいます。仕事を始める前に、しっかりとメラトニンを減らし、高いパフォーマンスを発揮しましょう。

## 晴れの日も雨の日も、起床後4時間以内に外を見る

**マスタークロックが、位相を調整できる時間は、起床から4時間まで**です。例えば、8時半始業で朝6時に起床している人の場合は、光を使って位相を前進させるタイムリミットは、10時ということになります。

光を浴びるというと、日光浴のような場面をイメージして、「それは無理」と思ってしまいませんか？　実は、マスタークロックに、光を届けるためには、何も全身に光を浴びる必要はないのです。

朝、起きたときに、**窓際で過ごすだけ**で、マスタークロックに光を届けることができます。室内の明るさが500ルクスでも、窓際に行くだけで5000ルクス程度になります。窓際に椅子を置いておき、新聞を読んだり、テレビを見たりなど、いつも通りの行動をする場所を変えるだけで、メラトニンをしっかり減らすことが

できます。

朝、どうしても起きられないときは、**カーテンを開けて照明をつければ、そのまま二度寝してしまっても、マスタークロックに光を届けることができます。**防犯の問題がなければ、カーテンを少し開けて眠れば、朝には自然に明るくなりますね。

最初から急に寝起きを良くしようとは考えずに、とりあえず、**朝、部屋を明るくすることが重要**です。

慢性的に朝が弱いという方は、位相が後ろにずれていることがあります。体内時計は、24時間より長いので、後ろには簡単にずれますが、前にずらすには時間がかかります。**1時間の時差を修正するには、1日かかる**と考えられています。すぐには起きられなくても、毎朝、明るくすることを繰り返していると、目覚めてからからだを起こすまでの、ボーっとする時間が減っていきます。起き上がるまでの時間が少しずつ短くなってきたら、効果が表れています。

自宅の日当たりが悪かったり、通勤で屋外に出る時間が少ない場合は、出勤した後、窓から外を眺めてみましょう。直接、日に当たらなくても、**光を見るだけで効果はある**のです。

光を見る時間は、長ければ長いほどメラトニンを減らすことができますが、毎朝の習慣にすることができれば、**５分程度の短い時間でも、メラトニンを減らすことができます。**

これが、**朝５分―光の法則**です。

## メラトニンの製造過程から理想の1日が分かる

脳の中で、メラトニンがどのようにつくられていくのかを知ると、私たちが、昼間イキイキと活動して、夜ぐっすりと眠る仕組みが見えてきます。

メラトニンの原料は、トリプトファンという必須アミノ酸です。肉や魚、豆類、豆乳や乳製品などに多く含まれています。朝食に、納豆や魚などを食べると、その中のトリプトファンは、**セロトニン**に変換されます。セロトニンは、第2章で出てきた、不足するとアメをガリガリ噛んでしまう物質です。

セロトニンは、脳の興奮をゆっくりと抑えて、突発的な出来事にびっくりしないようにし、行動をしなやかにする役割を持っていると考えられています。

昼間、安定した気分で、十分に能力を発揮したら、セロトニンは、N－アセチルセロトニンになった後、メラトニンになります。

**セロトニンとメラトニンの分泌量は、正反対のリズムを持っています。**つまり、セロトニンが多くなると、メラトニンは減り、メラトニンが多くなると、セロトニンは減ります。

図11：メラトニンとセロトニン

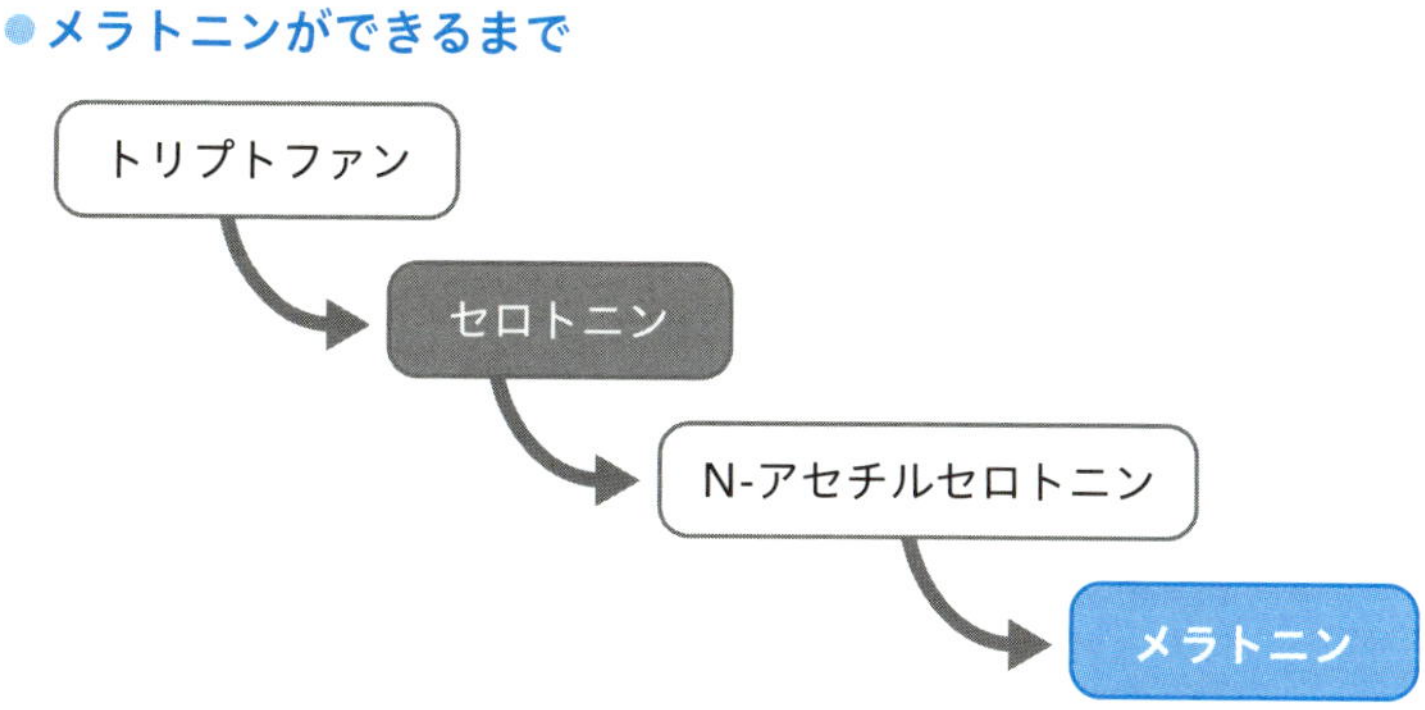


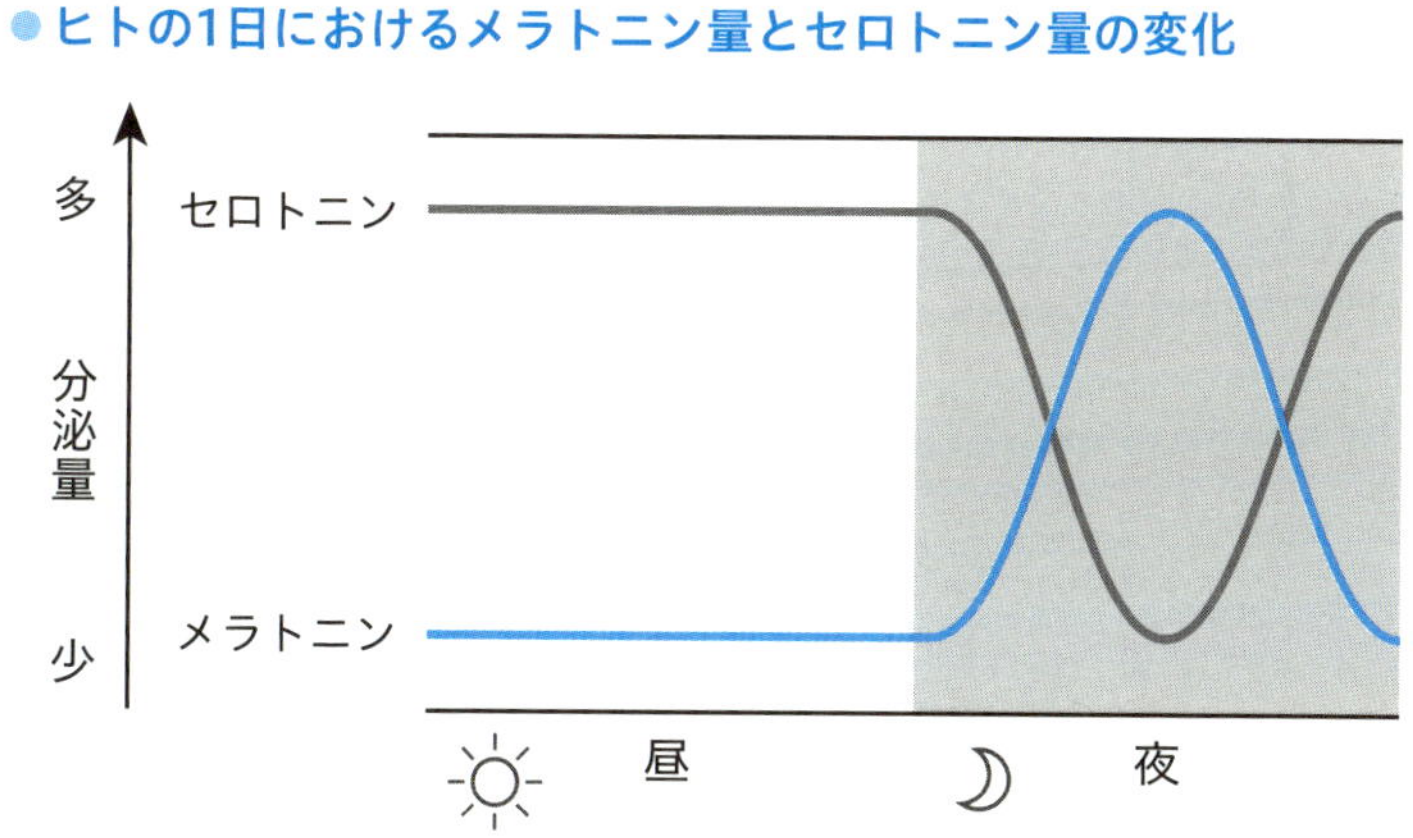

また、原料のトリプトファンは、そのままでは脳に取り込まれない物質です。アルブミンという物質と結合していて、インスリンという物質がそれを切り離すことで初めて脳に取り込まれます。

実は、睡眠が不足すると、このインスリンの量が減ってしまうのです。健康のために頑張って朝食をとっていても、睡眠を削ってしまっては、効果が少なくなってしまうということです。

**朝5分の法則**で、**自然に昼間のセロトニンが増え、夜のメラトニンが増えれば、昼間には、安定して能力が発揮でき、夜になると自然に眠くなる**という、理想的なサイクルをつくることができます。

## 今日の頑張りが翌朝を変える

朝、メラトニンをしっかり減らす効果は、その日の午前中の脳を覚醒させるだけではありません。

**メラトニンには、起きている間に減らせば減らすほど、暗くなったときにたくさん分泌されるという特徴があります。**リズムがあるということです。寝坊してしまった日があっても、今日はだめだったと考えずに、**意識的に外を眺めて、夜の睡眠を充実させ、翌朝のコンディションを整える**ことを狙いましょう。

19時位に暗くなり始めると、メラトニンの分泌が徐々に増えていきます。そして、入眠から3時間後に、分泌のピークを迎えます。しかし、照明をつけたままで眠ると、長時間眠っても、翌日に疲れが残ってしまうことが明らかになっています。また、光を当て続けた環境では、がん細胞が活発になることや、不規則な時間帯で勤務した方にがんの発症率が多いことから、メラトニンには、**がん細胞を中和する**働きがあると考えられています。

睡眠中のメラトニンの分泌量を管理して、**翌日に疲れを残さず、昼間の適切な覚**

**醒状態を保ち、将来の病気を防ぎましょう。**

朝5分の法則は、始めたその日からすぐに効果を実感することは難しいです。私たちは、新しいことを始めるとき「やってはみたけど、あんまり変わらなかった」と、つい、すぐに判断をしてしまいがちですね。

実行する前に、考え方を整理しましょう。

生体リズムは、未来を予測するツールです。今、困っていることに対処するのではなく、実行し続けることで、原因自体を解決することができるのです。焦らずに続けてみてください。徐々に効果は表れます。

## 朝の缶コーヒーは要らなくなる?!

朝は、必ず缶コーヒーを飲むことが習慣になっていませんか？　目覚めるために飲んでいるけど、実はコーヒー自体はあまり好きではない、なんていうことはありませんか？

コーヒーで脳が目覚めるのは、どんなメカニズムなのでしょうか？　コーヒーの作用を知るために、ちょっとややこしいですが、脳が眠くなる仕組みを見てみましょう。

まず、神経の働き方をおさえておきましょう。神経は、情報を伝達する電線ですが、その伝達の仕方には２つのタイプがあります。

伝達した先の神経を興奮させるタイプと、鎮静させるタイプです。前者は興奮性、後者は抑制性と呼ばれます。脳が眠るには、脳を覚醒させる役割の神経が抑制されるという仕組みがあります。

さて、人は何もしていなくても、起きているだけで脳の中に**睡眠物質**（プロスタグランディンD2）が溜まっていきます。プロスタグランディンD2はアデノシンに変換され、GABAを増やします。GABAは、抑制性の物質で、伝達する先の神経を鎮めます。GABAによって、脳を覚醒させる働きを持つヒスタミンが鎮められると、脳は眠くなります。

コーヒーに含まれるカフェインは、この過程のうち、アデノシンがGABAを増やす段階をブロックします。つまり、コーヒーで脳が目覚めるというよりは、**睡眠物質が脳に溜まっている状態のまま、脳が眠らなくなるという仕組み**なのです。

睡眠物質については、第4章で詳しく説明します。ちなみに、この章でご紹介しているメラトニンは、睡眠物質とは別の系統で脳を眠らせています。睡眠物質もメラトニンも脳の中に溜まったまま、コーヒーで目を覚ますというのは、かなり無理があるようです。

図12：コーヒーの作用

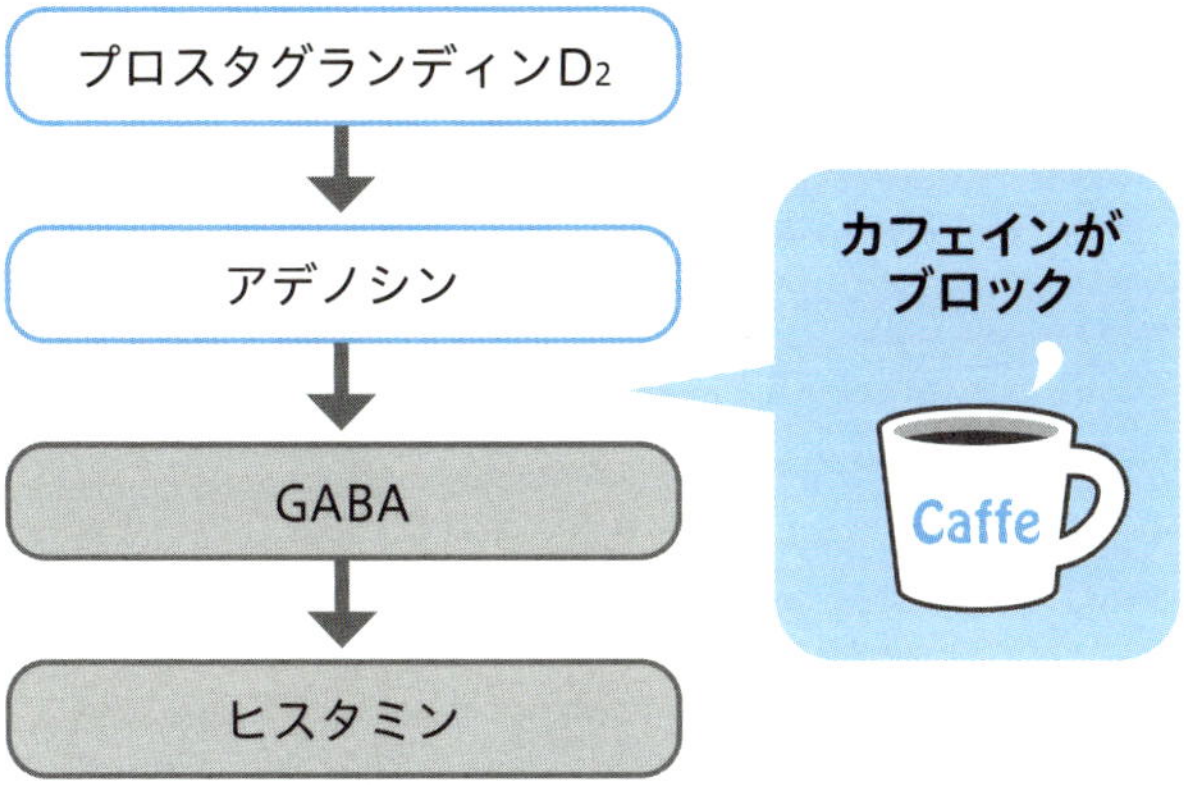


さらに、私たちの脳は、毎日習慣化された行動を、それが好きでやっていることだと錯覚します。「朝、出勤してデスクでコーヒーを飲むのが好きで、毎朝の大切な時間です」とお話してくださった方がいらっしゃいました。しかし、よくよくお話を伺うと、その方は、コーヒー自体はそれほど好きではありませんでした。始業前に気持ちを落ち着かせる「好きな時間」と、「目覚ましにはコーヒー」という既成概念が結びついて、朝のコーヒーが好き」と認識されていたのです。

こうした誤った認識が原因で、**良いと思ってしている行動が、結果的に睡眠の**

**質を悪くしてしまう**ということは、非常に多く見られます。

生体リズムを使ってできることは、脳の働きをブロックして強制的に目覚めさせるのではなく、そもそも眠気を起こしている物質自体を減らすことです。朝から無理にコーヒーを飲まなくても、目が覚めるようになります。

## パートナーや家族も変わる

ご自分が朝起きられなくて困る場合だけでなく、パートナーや家族が起きられないから、朝の時間が慌ただしくなって困るということもありますよね。

なかなか起きられない家族を、からだを揺り動かして無理やり起こすのは、起こす方も起こされる方も不快で、朝から気持ちよく働くことができなくなってしまいます。誰もが自分でスッキリ起きられたら、どれだけ家庭も職場も明るくなるか、考えただけでウキウキします。

自分以外の人のために、メラトニンリズムを使おうとする場合には、注意すべきことがあります。それは、**自分と相手のリズムの違い**です。自分は先に起きているので、もうメラトニンは減っていますし、体温も上がってきています。一方、まだ眠っている相手は、当然メラトニンが多く、体温も低いです。

しかし、私たちには、無理にでも相手を起こさなければならない場面があります。そこで、目の前の問題に対処するという考え方ではなく、**明日のためにリズムをつくる手助けをする**という考え方で臨んでみましょう。

毎朝、起きてこない相手に、部屋を明るくして起こそうと試みるときは、つい意地悪で不意打ちをしたくなりますよね。しかし、効果を出すためには、事前に試みを相手にも伝えてください。

いきなりカーテンを開けるのではなく、**「明るくするよ」と一声かける**と、相手の脳にかかる負担を減らすことができるのです。脳には、事前情報が直後の行動をスムーズにさせる促通《そくつう》という作用があります。運動会の「よーい。スタート！」の「よーい」の部分が促通です。

すぐに効果は出ませんが、相手は、２週間～１カ月程度で、起きてくるまでの時間が徐々に短くなっていきます。「よしよし」と見守りながらリズムをつくっていきましょう。

## 朝と夜を自分でつくる

24時間社会の中で忙しく生活する私たちは、自分にとって何時が朝で何時が夜だということまで、自分でつくらなければなりません。自由になれば、その分自己管理を迫られるのが世の常です。

平日の就寝が遅く、自由な週末を迎えると、昼ごろまで眠っていたくなりますよね。寝だめをすると、その日はスッキリしますが、翌週には悪い影響があります。脳の中では、何が起こっているのでしょうか？

まず、一般的に寝だめと表現されますが、眠りを溜めておくことはできません。寝だめをするということは、**脳に溜まった睡眠物質を返済している**ということです。

次ページの図13のように、日曜日に3時間寝だめをすると、位相は3時間後ろにずれます。月曜日の朝には早起きしてメラトニンを減らし、位相を前進させましたが、体内時計が24時間より長いので、1日で前進するのは1時間程度です。その結果、月曜日は内的脱同調が起こります。早起きによって一時的に睡眠時間が減ったので、脳には睡眠物質が溜まります。

## 図13：日曜日の寝だめを分割返済する睡眠日誌

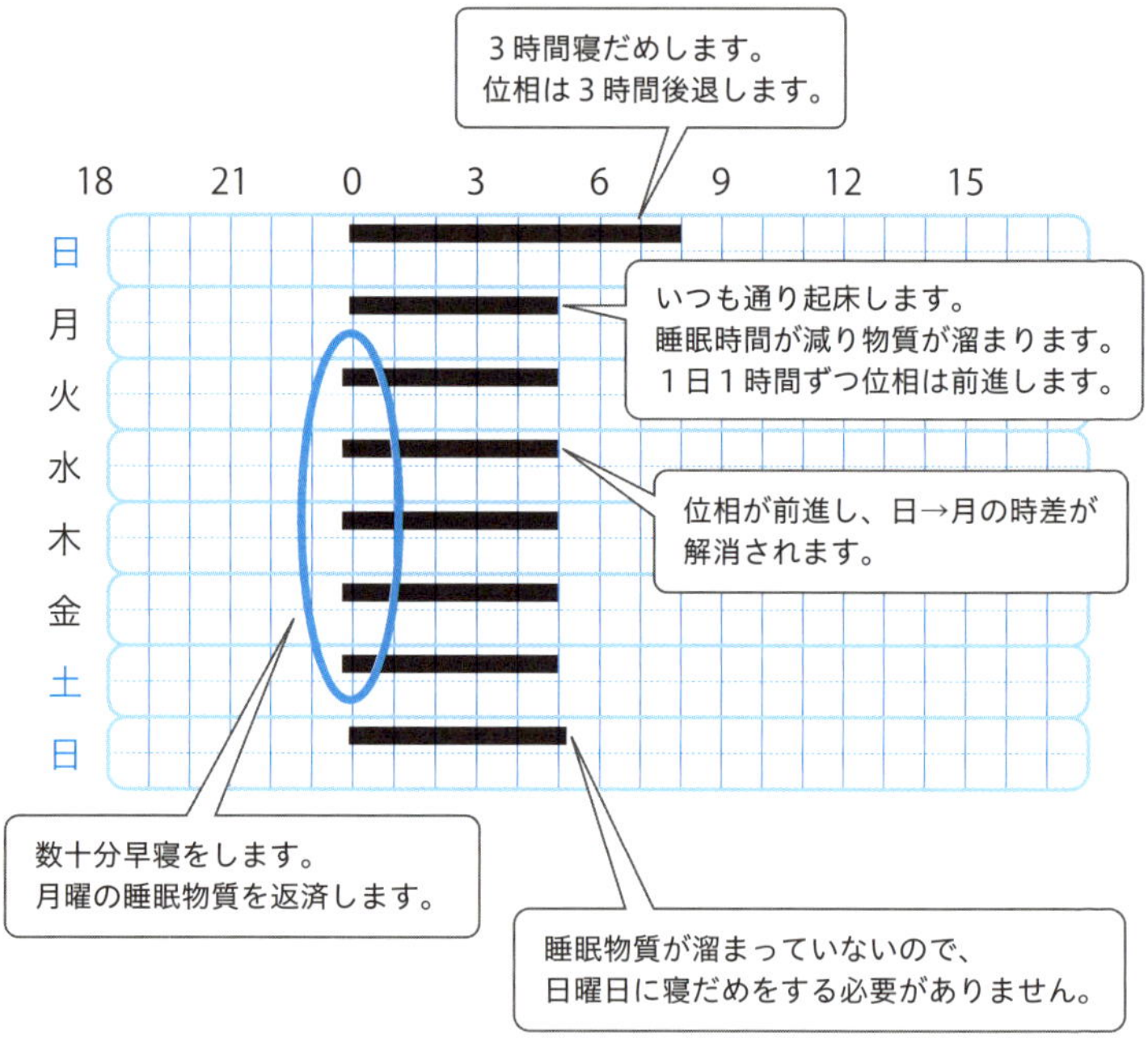
3時間寝だめします。
位相は3時間後退します。
18
21
0
3
6
9
12
15
日
月
火
水
木
金
土
日
いつも通り起床します。
睡眠時間が減り物質が溜まります。
1日1時間ずつ位相は前進します。
位相が前進し、日→月の時差が
解消されます。
数十分早寝をします。
月曜の睡眠物質を返済します。
睡眠物質が溜まっていないので、
日曜日に寝だめをする必要がありません。

頭はボーっとして、からだはふわふわ地に足がつかないような感じになります。思考は自然にネガティブになり、「今日からまた1週間か……」と気が重くなります。いわゆる「ブルーマンデー」です。

この状態のまま、平日をいつも通り過ごすと、**月曜日から水曜日辺りは内的脱同調でからだがだるく、木曜日辺りからは、週の前半分の睡眠物質が溜まり、脳の働きが低下**していきます。

疲れが溜まっているので、「日曜日はゆっくり起きたい」となり、寝だめをするというサイクルが出来上がってしまいます。このままでは、寝だめをしていることで、わざわざダメージをつくる悪循環になってしまいます。

そこで、図13の枠でくくった**数十分の早寝で、睡眠物質を分割返済します**。翌週の寝だめの原因である、週末に向かって溜まる睡眠物質を解消できるので、次の日曜日には寝だめをせず、翌月曜日からは、位相がずれない状態で臨めます。

月曜日の早起きによって溜まった睡眠物質を、すごく早寝をして返そうとしても、位相が後ろにずれているため、ベッドの中でなかなか寝つけない方が多いです。

そのときに、ベッドで寝ながらテレビをつけたり、小説を読んだりし、それが習慣化してしまうと、今度は、ベッドに入ると脳が覚醒してしまうという条件反射で寝つきが悪くなってしまう方が多く見られます。

休日も平日と同じ時間に起床するのは難しいですが、**平日に、10〜30分早寝する**ぐらいならできる方が多いので、寝だめをしてしまったときの対処法としては、有効です。

朝5分―光の法則について、ご理解いただけましたでしょうか。次の章では、昼5分の法則で、午後の仕事効率を高めていきましょう。

## 第３章のポイント

**朝５分―光の法則**
**「起床から４時間以内に光を見る」**

◎朝がなかなか起きられなくても、部屋を明るくすればOK！　光を見てメラトニンを減らせば、脳はスッキリ目覚められる。

◎カフェインを飲んで眠気覚ましをしても、脳は本当は眠いまま。無理な眠気覚ましでごまかさず、自然に目覚めるリズムをつくろう！

◎自分のリズムが変わると家族も変わる。光の法則で朝のイライラを解消しよう！

◎ブルーマンデーの原因は、週末の寝だめ。もし、寝だめをしてしまったら、数十分の早寝で悪循環を回避しよう！

コラム

## 眠りが変わったら、仕事を溜めなくなった

朝、起きられないことは、悩みごとですが、起きられないことに慣れてしまうと、悩みの原因がほかのことにすり替わってしまうことがあります。

30歳代の女性の例です。彼女は、子どものころから朝が弱く、起きるのに時間がかかっていました。仕事では、時間管理をすることが苦手で、やるべきことをとりあえず置いておく傾向があり、残業が増えて帰宅が遅くなっていました。

時間管理の本を読んだり、手帳を使ったりなど努力をしていましたが、なかなか改善はしませんでした。自分は効率よく仕事をすることが苦手だと、落ち込むこともあったそうです。

朝、部屋を明るくすることを始めて、6カ月ぐらい経過したときに、「目覚まし

が鳴る前に起きられるようになった」「時間内に仕事を片付けることができている」と話されました。

詳しく聞いてみると、「資料の整理など、必要なものを取捨選択できるようになったので、後でやるということをしなくなった」ということでした。効率よい睡眠がとれるようになったことで、前頭葉の働きが高まり、その結果、仕事でも能力が発揮できるようになったという例です。

彼女は、急に仕事の能力が高まったわけではありません。このような人には、もともとは仕事を片付ける能力を持っている人が多いです。生活リズムと生体リズムのずれで脳の覚醒が低下し、持っている能力を十分に発揮できない状態で勤務してしまっているということです。

同じく30歳代の女性で、お子様の朝の変化に関する例です。６歳の子どもがいて、その子が朝なかなか起きられず、起きても着替えや食事に時間がかかってしまっていました。自分で支度をしたがり、急いで手伝ってしまうと機嫌が悪くなり、時間がないのにやり直さなければいけないことも度々あったそうです。

そこで、本書の内容を伝えたところ、彼女は、子どもに朝起きることのメリットを伝え、起きる時間の少し前から照明をつけるようにしました。すると、始めて1カ月で、起こしてから目が覚めるまでの時間が短くなり、2カ月で朝食がとれるようになり、3カ月で自分から目覚め、休日に少し夜更かしをしても同じ時間に起きてくるようになりました。

このように、生体リズムは、仕事や生活を根本から充実させることができるツールなのです。

# 第4章

# 昼5分—負債の法則

# 午後の会議を乗り切るために

14時から始まった会議で、自分の発言が終わり、自分が議論の対象から外れた途端にふっと意識がない！なんていうこと、ありませんか？　13：30〜15：00辺りに会議があると、眠気を我慢するのが大変です。そもそも、**眠気とは一体何なのでしょうか？**

午後の会議が眠いのは、昼食でお腹が一杯になったからだと認識している人は多いと思います。しかし、昼食を2時間早めた場合や、抜いた場合、1時間ごとに少量の食事をとり続けた場合でも、午後の眠気が生じることが実験により明らかにされています。

では、なぜ午後に眠くなるのでしょう。実は、午後の眠気は、私たちにもともと備わっている**睡眠－覚醒リズム**の働きによるものです。

睡眠－覚醒リズムでは、脳の働きを保つために、**1日に2回、大脳を積極的に眠らせるシステム**が働きます。朝６時起床の場合、**8時間後**と**22時間後**に眠気が起こるので、１回目は昼14時辺り、２回目は明け方の４時辺りです。午後は、食事に関係なく眠くなり、徹夜をしているときには、明け方４時ごろの時間帯で急激に眠くなります。

次のページの図14は、イタリアで１９９３年～１９９７年の５年間に発生した高速道路の事故件数と発生時刻のグラフです。このグラフを見てみると、昼14時と明け方の４時に事故件数が増えていることが分かります。１日に２回眠気が起こることとは、防ぎようがないことです。

眠気とは、覚醒し続けて疲弊した神経を修復し、さらに高いパフォーマンスを発揮させるための、脳による脳のための**戦略的なシステム**です。第１章でご説明したフィードフォワードの働きから、この高速道路の事故は、脳が、これ以上連続して

図14：高速道路の事故件数と発生時間

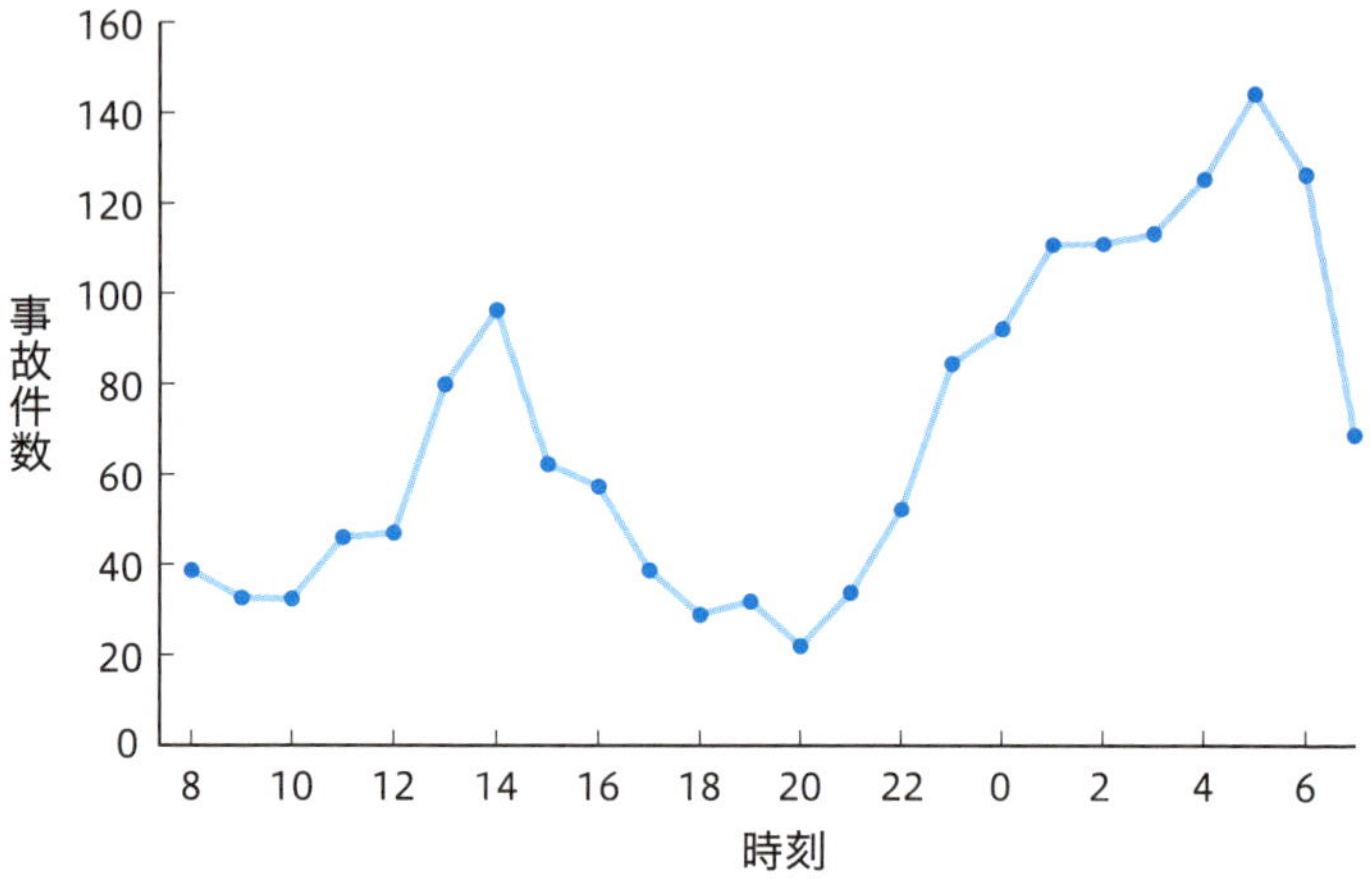


稼動することは危険だと判断して眠気を出しているにも関わらず、その判断を無視して車を運転してしまった結果であるとも読み取れます。

睡眠－覚醒リズムのほかにもう1つ、眠気を引き起こすシステムがあります。それは、からだの中の環境を一定に保つホメオスタシスです。徹夜明けの日には、朝方は逆に過剰に目覚めている感じで脳は興奮していますが、いつもは眠くならないはずの時間にものすごく眠くなります。

ホメオスタシスにより、眠気が調節されているからです。起きていた時間が長ければ長いほど、眠気は溜まります。眠気が溜まるというのは、比喩的な表現ではなく、実際に睡眠物質が脳に溜まっていくのです。

## 睡眠と覚醒の関係

睡眠と覚醒の関係を示す、2プロセスモデル（次ページ図15）という有名なモデルがあります。少し複雑ですが、眠気が起こっているのに活動してしまうと、なぜ不調が起こるのかを理解するためには大切なモデルなので、お付き合いください。

この2プロセスモデルは、**睡眠と覚醒には、タイミングがある**ことを示しています。上下に表示された波は、第5章でご紹介します深部体温のリズムです。そして、縦に上がったり下がったりする波は、起きている間に消費されたり溜まっていく物質（例えば、睡眠物質やストレスで増幅する物質など）を示しています。

図15：２プロセスモデル図

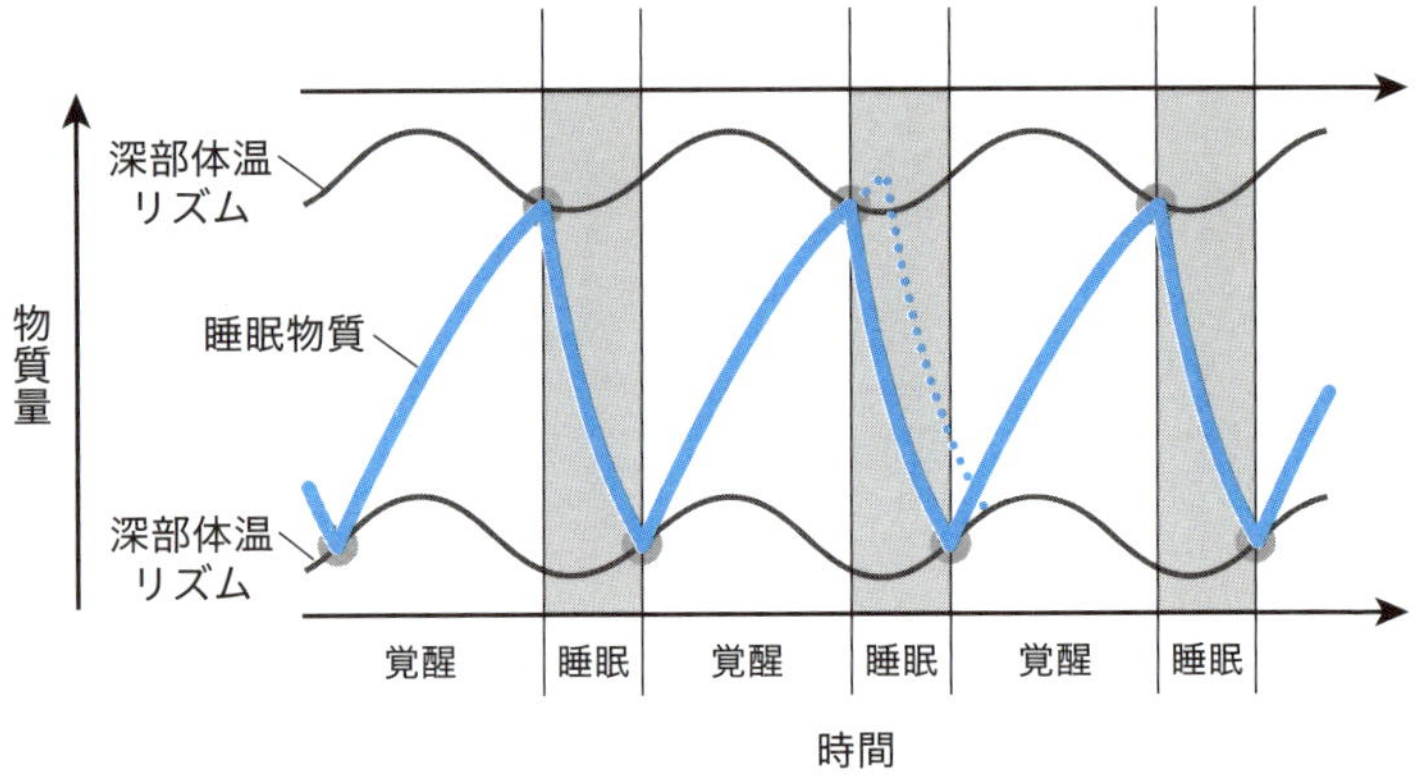

私たちが起きている限り、睡眠物質は脳に溜まっていきます。どんどん溜まっていくと、深部体温リズムの、睡眠にスイッチが入る値にぶつかります。すると、睡眠が始まり、ここから徐々に物質を分解していきます。どんどん分解されていき、今度は深部体温が上がり始めたところで覚醒にスイッチが入る値に到達し、私たちは目覚めます。

図15に点線で示したように、**睡眠が始まるスイッチを過ぎても眠気をやり過ごして目覚めていると、睡眠物質の波がずれますが、深部体温リズムはそのまま**なので、**内的脱同調**が起こります。溜まった睡眠物質に対し、分解する量が少なくなり、**睡眠負債が蓄積**していきます。

いかがですか？　睡眠と覚醒の関係が、少し明らかになったのではないでしょうか。睡眠物質が脳に溜まると、脳の中では大変なことが起こります。脳の中をのぞいてみましょう。

## 知らずに溜まる睡眠負債

第3章で、コーヒーの作用を知る際にも、睡眠物質の話が出てきました。睡眠を引き起こす物質は、複数あると考えられ、研究がすすめられていますが、現在のところ、プロスタグランディン$D_2$とアデノシンが睡眠物質として明らかにされています。第3章で出てきたメラトニンは、およそ1日の位相を調整する中で、睡眠と覚醒を調整しますが、ここで挙げる**睡眠物質は、一定のタイミングで脳を眠らせる物質**だとご理解ください。

私たちの脳には、目覚めている限り睡眠物質が溜まっていくのでしたね。この睡眠物質が溜まった状態のことを**睡眠負債**（sleep debt）と呼びます。つまり、脳の借金というわけです。睡眠負債が溜まれば溜まるほど、脳の働きが低下します。

実は、この睡眠負債を、画像で見ることができます。24時間断眠、つまり徹夜をした後に、脳の言語的な情報処理が必要な課題を行わせた研究では、普段通りに眠った後の状態に比べて、**頭頂葉の活動が低下し、前頭葉の活動が高まりました。**これは、頭頂葉が働かなくなったのを補うために、前頭葉の新たな領域を働かせている様子であると考えられています。まるで、脳の中で行われている、資金繰りのようです。

頭頂葉は、見たもの、聞いたこと、触った感じなど、事実に基づいた情報を処理する部位です。睡眠物質が溜まった結果、この部位の働きが低下し、それを補うために、**過去の経験に基づいて考える部位である前頭葉が働いて情報の埋め合わせをする**という現象です。これは、仕事上では、事実確認を怠り、経験則で判断してしまうことにより、**ヒューマンエラーが起こる**メカニズムでもあると考えられます。

睡眠負債が溜まった状態では、やる気の低下だけでなく、仕事上の大きな損失を生んでしまうということです。これは、ぜひとも有効に減らしておきたいですね。

それでは、睡眠負債を減らす有効な方法をご紹介します。

## 起床から6時間後に、5分間、目を閉じる

**アルファ波**という言葉を耳にしたことがあると思います。脳の働きを記録する脳波の1つで、一般にリラックスしたときに出る波だと知られています。しかし、リラックスしないとアルファ波が出ないということではありません。

実は、**目を閉じるだけで、アルファ波は出る**のです。

第5章で詳しくご紹介しますが、睡眠には段階があり、脳波の活動によって、どの段階に至ったかが判別されます。目を閉じると、アルファ波が増えます。アルファ波が50％以上のときは目覚めている状態で、徐々にアルファ波が減り、50％未満になると睡眠に入ります。

仮眠をとるというと、横になって眠るイメージがあると思います。いくら睡眠不足を自覚していても、会社で仮眠をとることはなかなか難しいですよね。実際に、からだの疲れをとるためには横になって仮眠をとる必要がありますが、椅子に座って目を閉じるだけでも、眠気を減らす効果はあることが、明らかにされています。

それでは、何分間、目を閉じれば良いのでしょうか？　目を閉じた効果は、時間の長さによって、次のように異なります。

- **5分以内：主観的にスッキリした感じはありますが、睡眠負債は減らず、課題の成績が向上するには至りません。**
- **10〜15分：睡眠負債を減らすことができ、課題の成績も向上する最も有効な長さです。**
- **15〜30分：若年者では目覚めた後にボーっとしてしまうことがあります。50歳以降では、入眠に時間がかかるので適切な長さです。**

**・30分以上：夜間睡眠と同じ脳波が出現してしまうので、夜の睡眠を食いつぶしてしまい、夜寝つきが悪くなってしまうことがあります。**

このように、理想は10〜15分程度です。しかし、10分より短い時間だからといって、ちょっとした休憩のときもネットや携帯などを閲覧し視覚を使っていると、脳は休まりません。

まずは視覚を遮断することが大切なので、**1分〜5分でも、ちょっとした隙に目を閉じてみましょう。**

さて、仮眠を終えて目を開けると、しばらく頭がボーっとします。これは、**睡眠慣性**（sleep inertia）と呼ばれます。睡眠慣性は、睡眠負債がどのぐらい溜まっていたのかを知るための指標にすることができます。ボーっとする時間が長いほど、脳には睡眠負債が溜まっていて、慢性的に睡眠不足だということです。

「平日は全然眠くないけど、休日に昼寝をすると、ボーっとしてからだがだるくなる」という方もいらっしゃいます。この方々は、脳を覚醒させる力が強く、緊張感を持ってお仕事をされているので、眠気に気づかずにやり過ごしていると考えられます。

眠気には、慣れの現象があります。そのため、**睡眠不足が慢性化するほど、眠気に気づきにくくなってしまう**のです。周囲からは疲れているように見えても、本人は「眠くないです。大丈夫です」と言って休まずに作業を続け、その結果、ヒューマンエラーを起こしてしまう。みなさんの職場では、こんな場面がありませんか？

睡眠慣性の時間が短くなれば、睡眠不足は解消できています。**5分間、目を閉じて、その後スッキリするまでにどのぐらいの時間がかかっているのかを意識**しておくと、常に自分の状態を把握することができます。

これが、**昼5分─負債の法則**です。

## 眠くなる前に目を閉じる

睡眠－覚醒リズムでは、起床から8時間後に1回目の眠気が起こります。

8時30分始業で6時起床の方は、日中に睡眠負債が溜まるピークは昼14時辺りですが、早朝から活動するお仕事の方は、午前の遅い時間にピークになりますし、正午に目覚めて夜中まで働くお仕事の方は、夕方がピークになります。

ここで重要なのは、**眠くなる前に目を閉じる**ということです。

眠くなったということは、睡眠負債が溜まり、脳の活動は最も低下した状態です。図16のように、睡眠－覚醒リズムでは、覚醒の低下がピークを迎えて、脳の活動がこれから徐々に高まっていくところです。このときに目を閉じると、せっかく高まろうとしているリズムを邪魔してしまいます。

一方で、眠くなる前にあらかじめ目を閉じれば、**目を開けたときから、睡眠－覚醒リズムに沿って、脳の活動をより高めることができます。**

図16：仮眠のタイミング

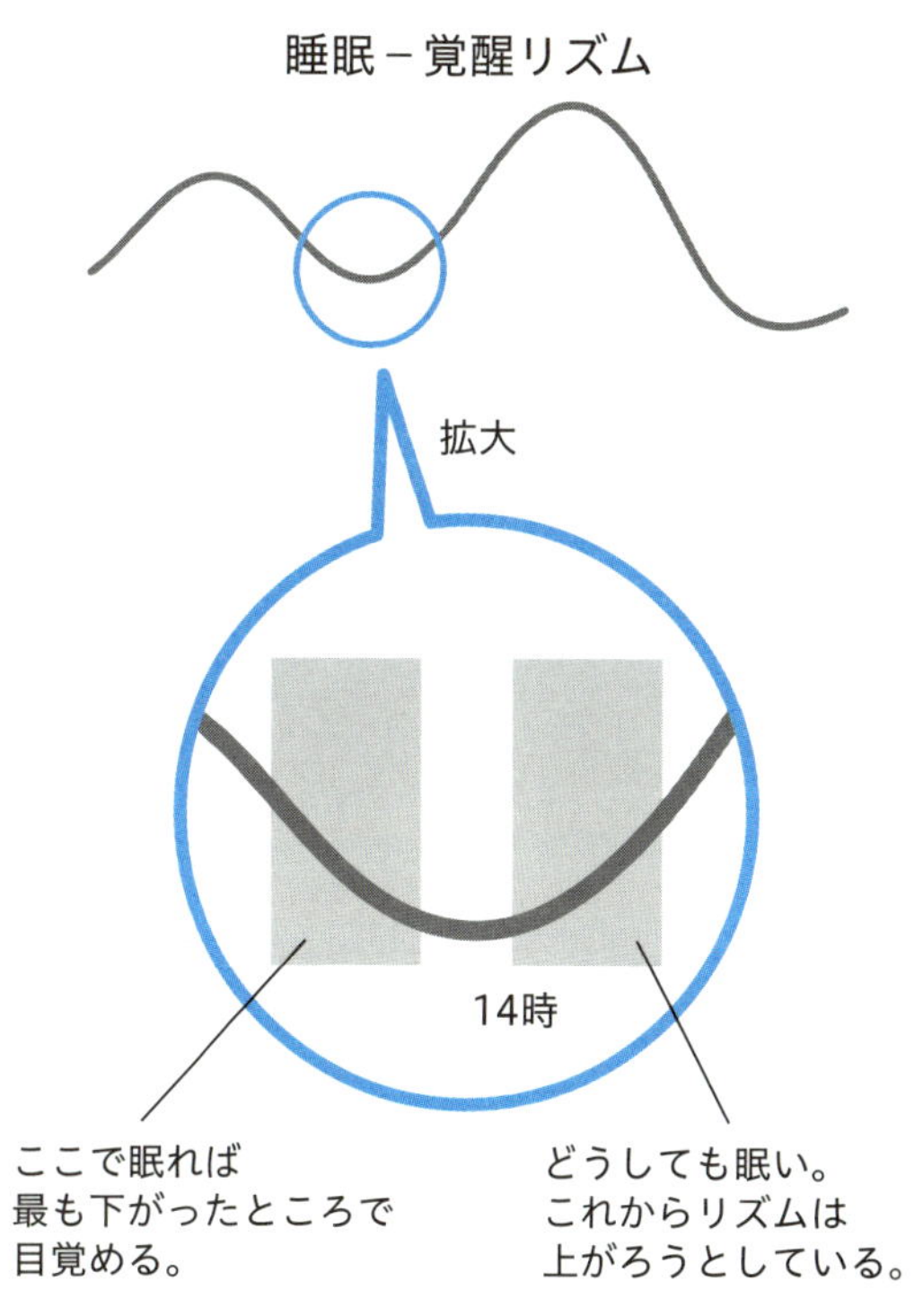
睡眠－覚醒リズム
拡大
14時
ここで眠れば
最も下がったところで
目覚める。
どうしても眠い。
これからリズムは
上がろうとしている。

先ほどの6時起床の例では、**昼休みになる正午に目を閉じるのが最適**です。昼休みの最初に目を閉じ、目を開けて少しボーっとした状態から昼食をとると、噛む刺激で徐々に脳は目覚め、気持ちよく午後の仕事に臨むことができます。

眠気が出たら仮眠するのではなく、あらかじめ、眠気が出るであろう時間（起床から8時間後位）を予測し、それより前に目を閉じておくことが大切です。

## 脳内の目覚まし時計を使いこなす

ちょっと仮眠するつもりで目を閉じたのに、気がつけば1時間も寝てしまっていて大慌て！　そんなことは、よくありますよね。

実は脳には、自らを時間通りに目覚めさせる便利なシステムが備わっています。使い方は簡単です。**「○分後に起きる」と頭の中で3回唱える、**それだけです。

この方法は、**自己覚醒法**と呼ばれます。朝早い仕事をされている方などは、経験的に実践されている方も多いのではないでしょうか？

頭の中で起きる時間を唱えると、なぜその時間に起きられるのかという詳しいメカニズムは明らかになっていませんが、私は、次のように考えています。脳のリハビリテーションでは、動かなくなった手を再び動かすために、頭の中で動作を唱えるという方法を使います。

これは、内言語《ないげんご》と呼ばれています。頭の中で「右手を伸ばしてコップをとる」と唱えたときは、右手を動かしていなくても、脳の右手を動かす部位が活発に働くことが明らかになっています。思い通りにからだを動かすには、まず頭の中で動きを唱えることが有効に作用するのです。

この内言語の働きにより、目覚めるためのからだの準備がプログラムされ、時間通り起きられるのではないか、と考えられます。

この自己覚醒法は、**練習するほど効果が上がります**。初めのうちは、極端に早く目覚めてしまったり、そのまま眠ってしまったりということがありますが、徐々に上達してくれれば、目覚まし時計より前に目を覚ますことができるようになります。

これは、朝起きられない方にも使えます。目覚ましをかけるだけでなく、眠る前に、「○時に起きる」と唱えるようにしてみましょう。脳は、目覚める時間が決まると、その3時間前から、血圧を高めて起床の準備をするコルチゾールという物質が分泌されます。

**コルチゾールは、自分が意図していなかった時間に起こされると、あわてて分泌されるので**、脳に負担がかかります。するとどうなるか。**不機嫌になります**。目覚まし時計も使いながら、自己覚醒法の練習効果が出てくれれば、朝はスッキリ起きられるようになるはずです。

## 動物の実践を参考にする

私たちヒトは、単層性睡眠という、昼間起きて、夜眠る睡眠のリズムをもっています。しかし、同じ哺乳類でも、イヌやネコなどの動物は、起きたり眠ったりを繰り返す**多層性睡眠**のリズムをもっています。

現代の忙しい生活では、まとまった睡眠時間を確保することが難しくなりました。残業や仕事の付き合いで、夜遅くなると、翌日には確実にダメージが残ります。午前中から頭がボーっとしてからだがだるいということも多いですよね。

そんなときは、応急処置として、動物の多層性睡眠を参考にしてみましょう。

眠りが90分サイクルだという話をご存知の方は多いと思います。実際には、90分とは80～１００分の平均値で、人それぞれ時間が異なり、また同一人物でもその日によって異なります。

やる気を引き出すためには、この約90分サイクルを昼間に活用しましょう。**ヒトの行動は、様々な場面で約90分の周期を持っている**と考えられています。のどが渇いたりタバコを吸いたくなったり、アイデアが浮かんだりするのも約90分ごとだと考えられています。知的作業の限界も約90分です。

学生時代は、時間割が決められているので、意識していなくても休憩をとることができましたが、社会人になるとすべて自己管理です。自分はずっと集中できると思っていたり、なかなかはかどらずにだらだら長時間作業をしてしまうこともありますよね。そんなときは、多相性睡眠の動物を真似て、**約90分ごとに目を閉じて休憩しましょう。**

頭がボーっとしているときは、ついついカフェインをとるなど、無理やり目覚めさせようとしてしまいがちです。しかし、脳の覚醒は、一旦下がらないと上がりません。慢性的に睡眠不足の方は、隙を見つけては目を閉じてみてください。午前中でも短時間、目を閉じることを、こまめに何度も実施してみましょう。

徐々に、頭がボーっとする時間が減ってくれば、仕事の効率も高まっているはずです。

## 睡眠と覚醒を自分でつくる

仕事で能力を発揮するためには、睡眠－覚醒リズムを意識して睡眠物質を減らすことが、いかに重要であるかということを、理解していただけましたでしょうか。

フレックスタイムや交代制勤務などで、早寝早起きの生活が難しい人も多いでしょう。しかし、なんとなく今のリズムになってしまったという方と、意図的にリズムをつくっているという方では、やる気の出方が違います。**意図的にリズムをつ**

**くっている方は、早寝早起きでなくても内側からやる気が湧き上がっています。**

本書を読んでいただいたことをきっかけに、今の生活リズムを意図的に強調してみたり、目的に合わせて生活リズムを前後にずらしてみてはいかがでしょう。

ご自分のリズムを意図的につくる場合、すべての基準になるのは起床時間です。まずは、どのような生活リズムであっても、起床時間から8時間後には脳の覚醒は低下するということを知り、未然に対処してみてください。

勤務日に実践することが難しい方は、休日だけの実践でも構いません。休日には、眠気がないという方が多くいらっしゃいますが、**休日こそ、リズムをつくるチャンス**です。眠気がなくても積極的に目を閉じて脳を眠らせましょう。

**ただし、起床から11時間後**（6時起床の場合は17時辺り）**には、絶対に仮眠しないでください。**その理由は、第5章、深部体温リズムで分かります。

## 第４章のポイント

**昼５分—負債の法則**
**「起床から６時間後に目を閉じる」**

◎眠気とは、脳がさらに高いパフォーマンスを発揮させるための戦略的なシステム。やり過ごさないで活用するには、眠くなる前に目を閉じよう！

◎何もしなくても脳にどんどん溜まる睡眠物質は、ヒューマンエラーのもと。睡眠物質を減らせるのは、目を閉じることだけ。

◎目覚めた後にボーっとするのは、睡眠慣性。睡眠の法則を使って、目覚めてすぐに起動する脳をつくろう！

◎起きる時間を頭で唱える自己覚醒法。練習すれば、狙った時間に起きられる。

コラム

## ちゃんと寝ているのに、なぜかやる気が出ないケース

特に眠れないわけでもなく、不摂生な生活をしているわけでもないのに、仕事中やる気が出ないという方がいらっしゃいます。

20歳代の男性の例です。彼は、新しい職場で働き始めたばかりで、周りの人たちは、若者が、元気よく働いてくれることを期待していました。彼は、仕事はしっかりこなしていたそうですが、元気がなく、本人もやる気が起こらないと自覚していました。

睡眠の大切さを自覚していて、毎日しっかり8時間眠っていましたし、夜更かしをすることも少なかったそうです。彼は、仕事を始めてから疲れやすく、休日にはしっかり回復させなければと、昼近くまで眠っていました。

また、昼休みの休憩中は、どう過ごしていいのか分からず、仕事の続きをしていたり、メールを書いたりしていたということを話されました。

平日は、勤務時間中、睡眠負債が溜まり続け、それが原因で休日には眠気が増えて寝だめしてしまい、睡眠－覚醒リズムが後ろにずれるという現象が起こっていたのです。

そこで彼は、休日の過ごし方を変えました。平日と休日のリズムを合わせるために、寝だめしていた起床時間を1時間程度早め、14時（平日の起床時間から8時間後にあたる）に眠気がなくても15分の仮眠をするようにしたのです。

始めは仮眠をし過ぎてしまいましたが、徐々に15分前後で目覚めることができると、休日の朝は自然に早く目が覚めるようになってきたそうです。4カ月後には、平日にからだが軽くなったと自覚し、やる気が出ないと感じることは少なくなったということでした。

60歳代の男性です。仕事は好きで、特に不満があるわけでもないそうですが、最近覇気がなく、会議中に居眠りをしてしまうことが多く見られていたそうです。平日も休日も、睡眠時間は7時間以上とっていたので、緊張感が足りないと思われていました。

お話を伺うと、平日には、夕食の時間にテレビを見ながら居眠りをしていました。テレビはついているけど内容は覚えていないことが度々あったそうです。そして、朝4時ごろに目覚めてしまい、目を閉じてじっとベッドで過ごしていたそうです。

彼に、昼間の眠気について睡眠－覚醒リズムの説明をしても、あまり納得できない様子でした。彼は、昼寝は怠け者がすることだと思っていたのです。その信念はなかなか変えられない様子でした。

そこでまず、夕方に眠くなり、朝方に早く目覚めてしまうということは、位相が前にずれているのだということを説明し、夕方に散歩に出ていただくことを提案しました。散歩は好きで、毎朝ご自分の決まった散歩コースがあったので、それを夕方に変えていただきました。

５カ月後には、会議中に眠くなくなったとのことでした。休日に、昼寝をしているそうです。どんな心境の変化があったのかは分かりませんが、夕方の散歩で位相が後ろにずれて、夕食時の眠気がなくなったことで、昼寝を取り入れてみようと思われたのではないかと想像しました。

やる気が出ない原因が生活習慣にあったとしても、毎日の生活習慣を変えることはなかなか難しいことです。また、習慣の中には、自分が、それが良いと信じて行なっていることがあるので、それを変えるよう指摘されると、自分を否定されたように感じてしまうこともあります。

信じて言われた通りに実行するという考え方ではなく、自分に起こった変化を常に評価しながら、自分なりのスタイルを見つけ出すことが大切です。

# 第5章

# 夕方5分──体温の法則

# 帰りの電車で眠っていませんか？

仕事が終わり、帰宅する電車でまた乗り過ごした…。いつも乗り過ごしてしまうからと、あきらめていませんか？　電車で眠くなることは、実は、やる気が出るメカニズムと関係があります。まずは、なぜ電車で眠ってしまうのかを見ていきましょう。

電車で眠るのは、第2章で出てきた前庭感覚による作用です。からだの揺れを感知する前庭感覚は、脳を目覚めさせる上行性網様体賦活系《じょうこうせいもうようたいふかつけい》という神経の系統に接続します。この部位は、神経細胞と神経線維が細かく網のようにはりめぐらされています。上（大脳）に向かう、網目状の、脳を目覚めさせる神経の系統ということで、このような名前で呼ばれています。

前庭感覚と、脳の目覚めとは強く関係しています。からだが、速くランダムに揺れると、前庭感覚が上行性網様体賦活系を刺激して、脳を目覚めさせます。反対に、ゆっくりリズミカルに揺れると、この脳を目覚めさせる働きが弱まり、眠くなります。

この仕組みによって、私たちは、電車に乗ると眠くなります。疲れが溜まっているときや、夜遅い生活が続いているときは、特に眠くなります。「帰りはいつも、電車で乗り過ごしてしまいます」という話も、よく伺います。

「疲れているから電車で眠くなる」ということも事実ですが、**「電車で寝てしまうことで、眠りのリズムが後ろにずれているから、疲れがとれない」**ということもまた、事実です。夕方の居眠りによって、眠りが浅くなり、朝は疲れがとれず、また夕方眠くなってしまうという悪循環がつくられてしまいます。

そこで、**深部体温リズム**を使って、**夕方の眠気が減り、夜の睡眠でしっかり疲れをとる方法**をご紹介します。

## 深部体温リズムを知る

体温には、大きく分けて2種類あります。からだの表面の体温と、深部の体温です。深部体温は、直腸で計ることから、直腸体温とも呼ばれます。

ヒトは、からだの中を一定に保つホメオスタシスによって、外の気温が暑くても寒くても、深部体温を一定に保つようにできています。

そして、第1章で生体リズムとホメオスタシスの関係をご紹介した図4のように、深部体温は、6時起床の場合、夕方の17時に最も高くなり、明け方の4時に最も低くなるリズムを持っています。

ヒトは、**深部体温が高くなればなるほど、からだが良く動くようになります。**スポーツの新記録は、15~20時に出されていることや、朝に比べて夕方に筋力や持久力が高まることが明らかにされています。「５時から男」もこのリズムによってつくられています。

反対に、**深部体温が下がるほど、眠くなります**。徹夜をしていても、深部体温が最低になる明け方４時ごろには、ふとした隙に眠ってしまうことがあります。これは、睡眠－覚醒リズムの明け方４時の眠気と一致しています。病院など夜勤のある職業で、ヒューマンエラーが多い時間帯でもあります。体温が下がっている以上、無理に目覚めようとしても脳はなかなか目覚めません。

このように、深部体温リズムは、私たちの生活に密接に関係しています。

深部体温リズムは、睡眠－覚醒リズムに比べ、**ずれにくい強いリズム**です。一晩夜更かしをした程度では、後ろにずれることはありません。しかし、慢性的に２～３週間夜更かしの生活を続けると、徐々に後ろにずれていきます。そして、**一旦ずれてしまうと、なかなか戻しにくいリズムです。**

慢性的な夜更かしで昼夜逆転してしまうと、もとのリズムに戻すにはかなりの努力を要します。

不眠症で悩む方の多くは、図17のように、体温のリズムが後ろにずれてしまっています。こうなると、**体温が高く最も眠りにくい時間帯に消灯してベッドに入ってしまう**ので、寝つきが悪く、ひどいときは何時間も眠れないままベッドで過ごすことになってしまいます。

逆に、深部体温リズムがなかなかずれないことを利用すれば、出張などお仕事の都合で、一時的に生活リズムがずれてしまうときでも、**体温を上げる時間だけは一定にすることで、その後の生活への影響を少なくすることができます。**

図17：不眠症の人の深部体温リズム

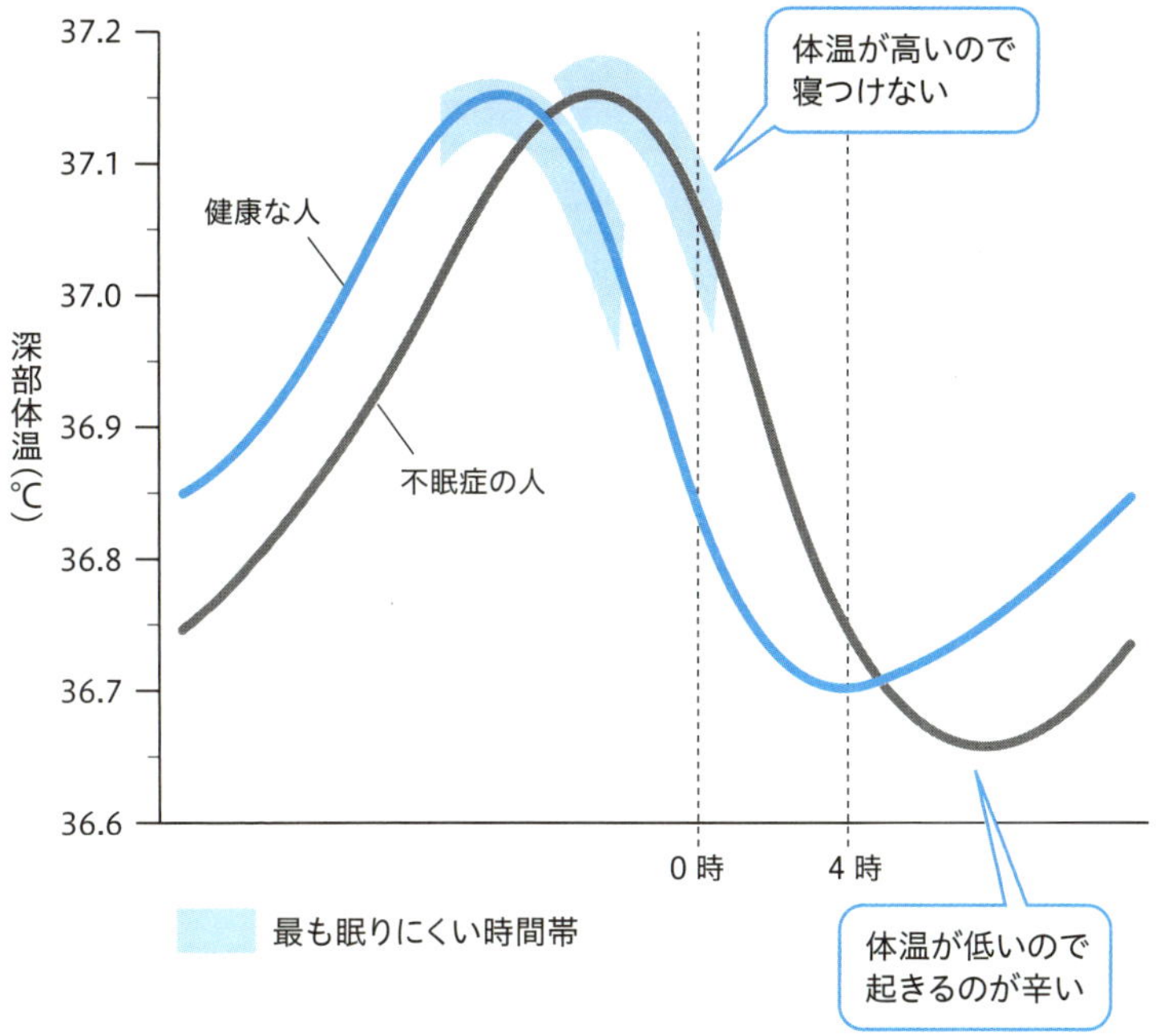

体温が高まるピークにあたる夕方に、体温を上げる行動をすることが有効です。
体温を上げるには、**筋肉を使います。**

## 効果的に体温を上げる

からだの熱のほとんどは、筋肉によってつくられています。

つまり、**起床から11時間後**（6時起床の場合は17時）**に筋肉を使えば体温を有効に上げることができます。**

健康のために、散歩やランニング、自宅でエクササイズをしたりフィットネスに通ったりしている方々は、この時間に実施すると深部体温リズムを活かすことができます。

しかし、一般の会社員の方々が、仕事を定時であがり、帰宅前にジムに通えるならば良いですが、17時にすぐに帰るのは難しいですよね。

そこで、仕事中でもできる簡単な運動で、熱を生み出す筋肉を効果的に使う方法をご紹介します。筋肉を使うためのキーワードは、**ミトコンドリア**です。

私たちは、ミトコンドリアについて、生物の教科書で学んだ程度しか知識がありません。私は、ミトコンドリアが変異してしまう難病の方々のリハビリテーションをしていましたが、ミトコンドリアは、私たちがからだを動かすために、とても重要な働きをしているのです。

ミトコンドリアは、脳や筋肉に多く含まれていて、糖分を酸素と反応させて、エネルギーをつくっています。

ヒトには、エネルギーをつくる系統が２つあります。１つ目は、酸素を使わずに糖分を燃やす解糖系《かいとうけい》です。瞬発的な運動をしたときに使われるエネルギーです。もう1つは、解糖系によって糖分がピルビン酸という化合物になった後、酸素と反応させてエネルギーをつくるミトコンドリア系です。ここでつくられたエネルギーは、持続的な運動をしたときに使われます。

この解糖系とミトコンドリア系は、年齢によって使われる割合が変わってくると考えられています。10代のころは、解糖系が優位で、瞬発的な動きが得意です。直接エネルギーになる糖分をたくさん食べます。

しかし、**20歳代〜60歳代にかけて徐々にミトコンドリア系が優位になっていきます**。すると、持続的な動きが得意になり、糖分ですぐにエネルギーを出す解糖系は使われなくなっていきます。

若いころは、経験値も少ないので、新しいことにどんどん挑戦して無駄なエネルギーもたくさん使いますが、年齢を重ねるにしたがって、徐々に要領よく動けるようになってきます。若い人は、電車で長時間立っているのがきつく、座り込んでしまうことがありますが、年齢が高い人ほど、しゃんと立っていられるのも、この瞬発エネルギーと持続エネルギーの差だと言えます。

この切り替わりを知らずにいると、からだは変化しているのに、頭はまだ若いままだと思い込み、エネルギー補給のつもりで糖分を多く摂取し過ぎてしまいます。使われなかった糖分は中性脂肪として蓄えられ、生活習慣病のリスクが高まってしまいます。**リスクが最も高いのは40歳代**です。**40歳以降は特に、筋肉を増やすことが大切**です。

最近、介護予防として、60歳以降に向けた有酸素運動が効果を上げています。有酸素運動によって、高齢者のエネルギーをつくる主体であるミトコンドリアを増やすという戦略が、うまく機能しているということです。

それでは、ミトコンドリアを使うためには、どうすれば良いのでしょうか。ミトコンドリアの増え方には、特徴があります。筋肉には、速い運動をする速筋（白筋）とゆっくり運動をする遅筋（赤筋）があります。ミトコンドリアが使われる有酸素運動では、遅筋が主に使われます。遅筋は、からだを支える中心、特に背中の筋肉に多く含まれます。**背中の筋肉を使えば、最も効果的に体温を上げられる**のです。

## 起床から11時間後に5分間、姿勢を良くする

朝6時起床の生活ならば、17時ごろから**5分ほど、椅子に座ったままピシッと背筋を伸ばしてみましょう。**夕方は、疲れてきて、つい椅子にもたれかかったり、足を組んだりしてしまいます。しかし、ここで体温を上げて、明日を充実させることを狙いましょう。

深部体温を上げるためには運動時間は長いほど良いですが、大切なのは、この時間は眠らずに脳をしっかり覚醒させることです。「仕事場でちょっと実践するなら

どのぐらいの時間が良いですか?」とご質問をいただいたときは、「5分程度でも大丈夫です」とお答えしています。休日など時間があるときは、5分に捉われずに運動を実施してみてください。

背筋を伸ばすときには、意識していただきたいことが2つあります。**肩甲骨を下に下げることと、肛門をしっかり締めること**です。

**まずは、肩甲骨の位置を直します**。座った状態で、両肩を耳につけるようにできるだけ高く挙げます。そのまま、肩をできるだけ後ろ(背中側)に引きます。目一杯後ろに引いたところで、ストンっと力を抜いて肩を下ろします。ここが肩甲骨の正しい位置です。

随分、肩が後ろにある感じがするかもしれません。私たちは、生活の中で前かがみになることが多く、お腹側の筋肉を優位に使用してしまい、知らないうちに肩が前に出た姿勢になってしまうのです。

肩甲骨が正しい位置になったら、**今度は、肛門をしっかり閉めます。**肛門が閉まると下腹部に自然に力が入り、座る姿勢が安定します。

力を入れると、肛門の位置が頭で理解しやすくなります。そうしたら、**肩甲骨を肛門に向かってグーッと引き下げます。**実際に下がっていなくても、下げている感じがあれば大丈夫です。

胸を突き出したり、腰を反った姿勢になっていたら、背中の筋肉はしっかり使えていません。背中を触って、筋肉が固くなっていればうまくできています。**呼吸を止めないように気をつけながら、5秒ほど数え、すっと力を抜く。**これを、姿勢を良くしている5分間に、何度か繰り返してください。

これが、**夕方5分―体温の法則**です。

## 背筋を伸ばす運動のポイント

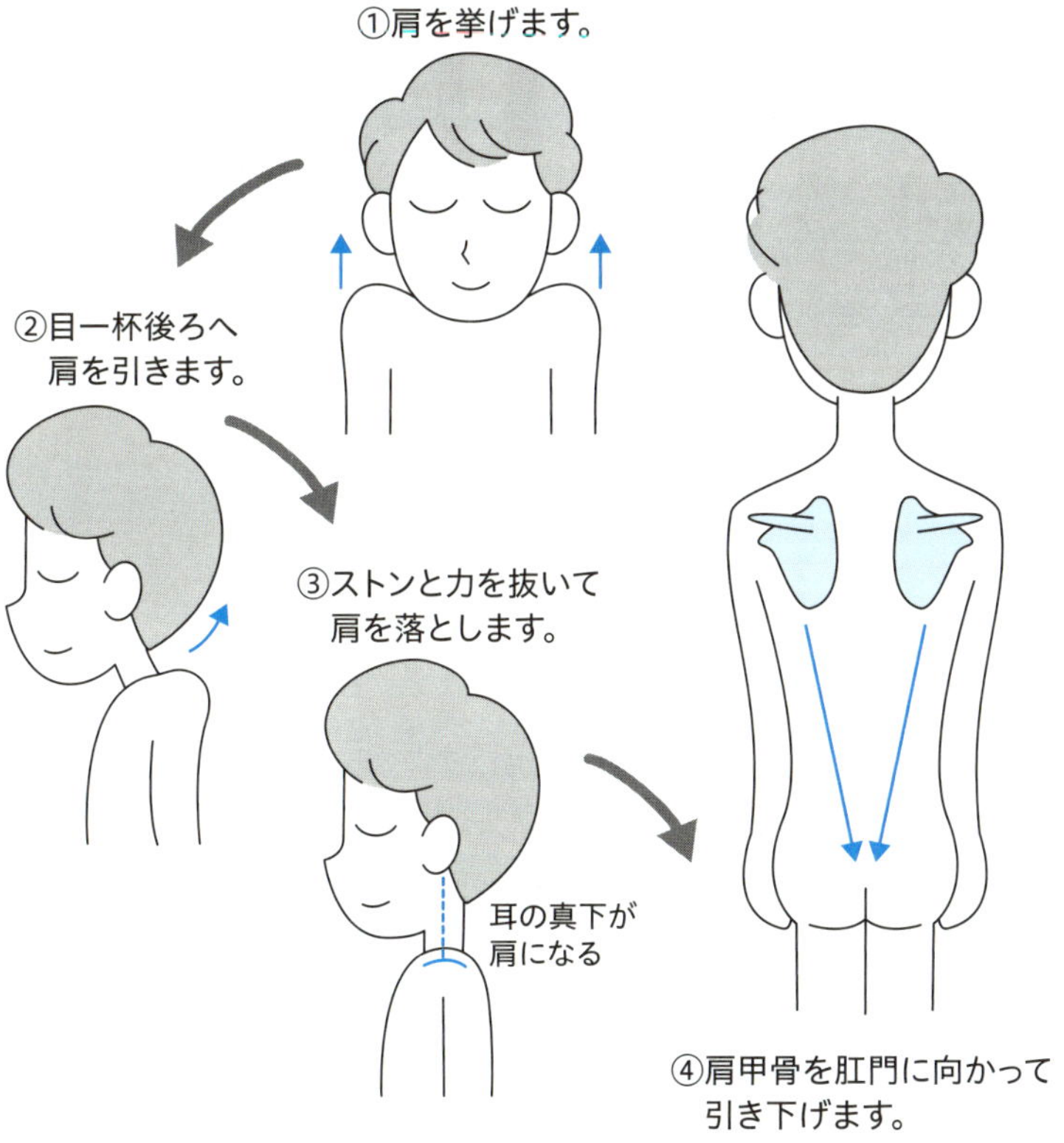
①肩を挙げます。
②目一杯後ろへ
肩を引きます。
③ストンと力を抜いて
肩を落とします。
耳の真下が
肩になる
④肩甲骨を肛門に向かって
引き下げます。

この姿勢がとれたら、呼吸を止めないように気をつけながら、５秒ほど数え、すっと力を抜き、再び力を入れるということを繰り返してください。

うまく筋肉が使えていれば、首や肩の辺りの力が抜け、足を組もうとは思わないはずです。デスクワークをしながら、効果的に筋肉を使い、体温を上げましょう。

## 残業の日は入床前でカバーする

17時に体温を上げるタイミングを逃してしまったときは、就寝前にカバーしましょう。**体温のリズムは、下がる直前に上げると、勾配が急になり、その分より深く下げることができます**（図18）。

**眠る1時間程前に、ストレッチなどで軽い運動をしてみましょう。**今すでになんらかのエクササイズをされている方は、実施する時間をこの時間にしてみてください。運動する際は、ミトコンドリアを活用するので、呼吸が大切です。体内にしっかり酸素を送り込みながら、体操することで、体温を上げることができます。ダンベルなどで行う激しい筋力トレーニングは、脳を覚醒させてしまい、寝つきが悪く

図18：就寝前の運動による入眠効果

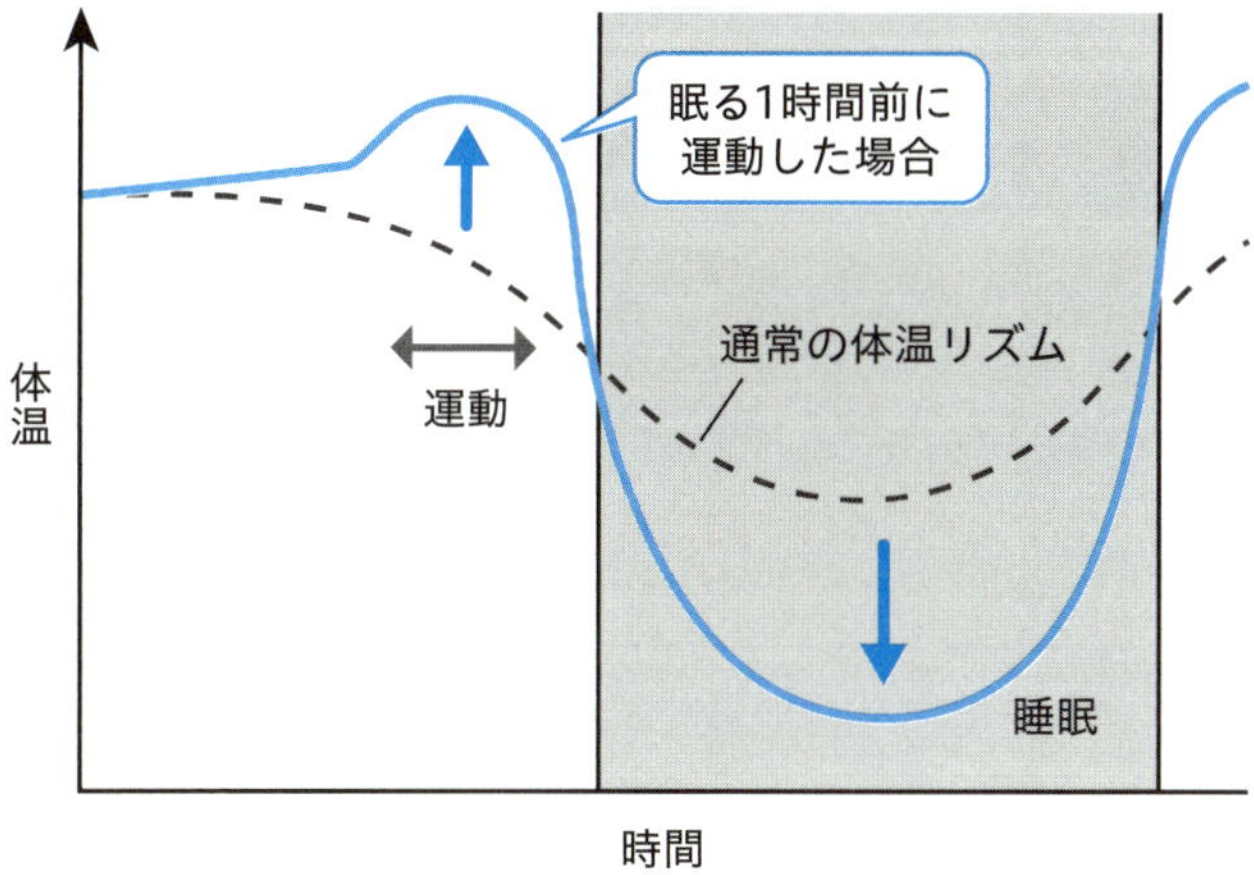


なることがあるので、ゆっくりとした軽い運動が適切です。

**運動することが難しい方は、入浴をうまく活用してみましょう。**浴槽に入れば、ゆっくりと体温を上げることができます。寝つきが悪い方や眠った感じがしない方の中には、眠る直前に入浴している方がいらっしゃいます。一旦上がった体温は、下がるまでに少し時間がかかります。熱いお風呂が好きな方は、就寝2時間前を、ぬるいお湯でもよい方は1時間前を目安にしてみましょう。

図18の体温が下がるグラフをイメージして、入浴時間を調整してみてください。

また、夜はシャワー浴という方もいらっしゃいます。シャワーでは、なかなか体温が上がりません。そこで、**足首にシャワーを当てる**ようにしてみましょう。**くるぶしから3㎝くらい上**を温めます。足首が温まると、足の裏から汗で放熱して、深部体温が下がります。

入浴やシャワーの後は、**足首を冷やさないようにする**のがポイントです。足首には熱を産生する筋腹（筋肉の中心にある膨れ上がったところ）がないので、一旦冷えると温まりにくいからです。

レッグウォーマーを活用するか、要らなくなった靴下の先を切って使用してみましょう。足の裏から汗をかいて放熱するので、靴下で足の裏を覆わない方が適切です。**夏でも足首は冷える**ので、眠る前に温めることで、体温の勾配を強くすることができます。

## 成長ホルモンを増やす

眠り始めの体温が下がると、もう1つうれしいことがあります。それは、**美容にも効果がある**ことです。睡眠がお肌の再生に重要であることは、よく知られていますが、臨床的には、不眠症が改善すると、体重が減少するという人が多く見られます。

成長ホルモンの主な作用は、成長促進ですが、そのほかに糖分、脂肪、タンパク代謝にも作用しています。代謝とは、からだの中で起こる化学的変化とエネルギー変換のことを言います。

成長ホルモンが増えると、血糖値が低下し、インスリンの作用が減少します。また、アミノ酸の筋組織への取り組みを促進したり、脂肪組織を減少させたりする作用も認められています。

図19：深部体温リズムと成長ホルモン

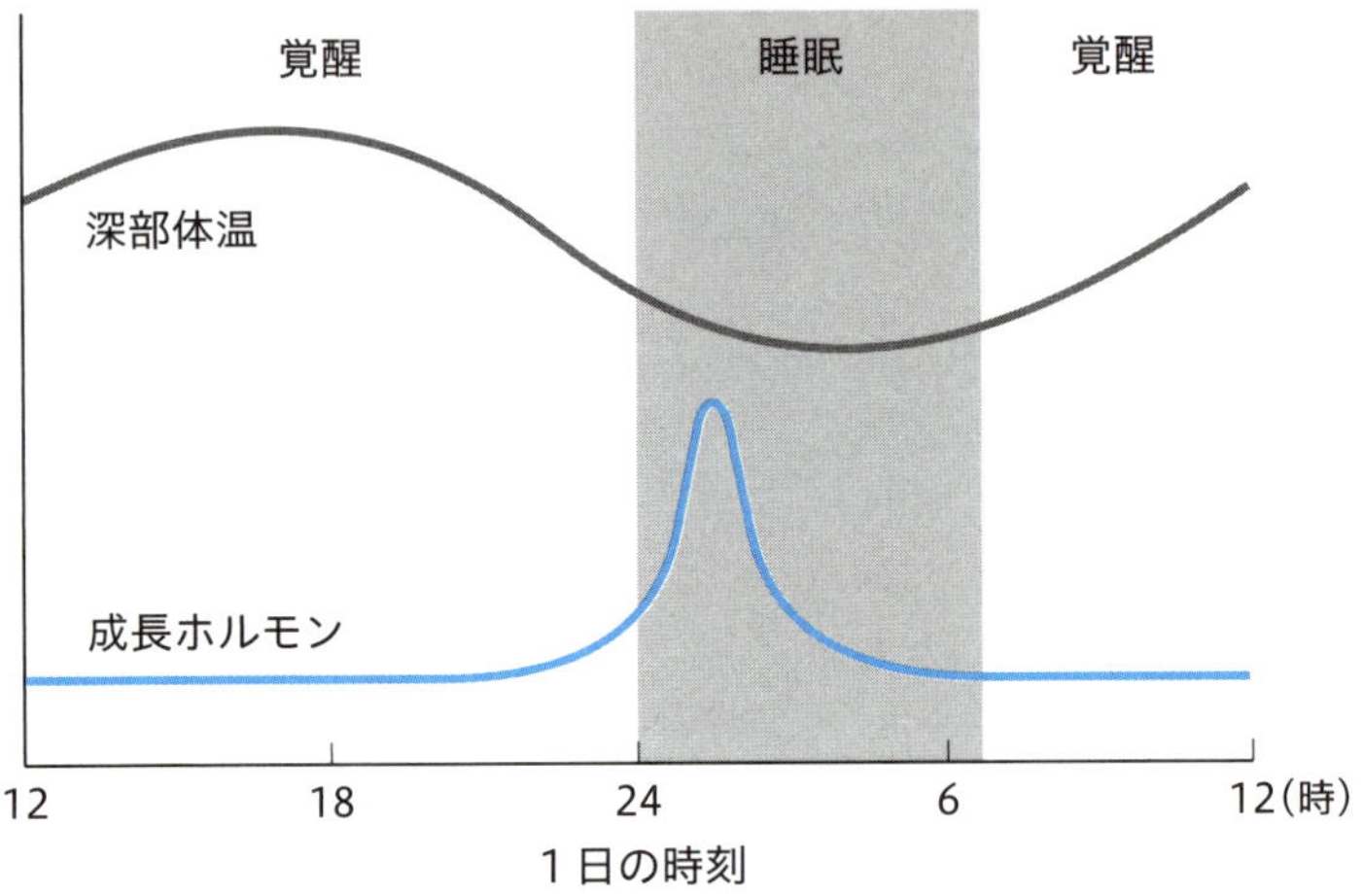


睡眠中にも盛んに代謝が行われているのです。ちなみに、1日の消費エネルギーの6～7割は、眠っていても起きていても消費する基礎代謝です。残りの2割～3割が仕事や運動による生活活動代謝、1割が食事によって消費する代謝です。

さて、**成長ホルモンは、眠り始めの3時間に分泌されます**（図19）。

眠りにはゴールデンタイムがあり、22時～2時を過ぎると、成長ホルモンは分泌されないと認識している人は多いと思いますが、**実際には、2**

**時を過ぎても成長ホルモンは分泌されます。**

**成長ホルモンの分泌ピークは、入眠1時間後**で、就寝時間を遅らせると、成長ホルモンの分泌時間も遅れることから、時間帯で決まるものではないことが明らかになっています。

成長ホルモンの分泌量は、睡眠の深さによって決まります。そして、睡眠の深さは、深部体温によって決まります。**運動によって、眠り始めの深部体温を下げれば下げるほど、眠りは深くなり、成長ホルモンの分泌が増える**ということです。

最近の研究から、睡眠不足より、さらに成長ホルモンを減らしてしまう行為が明らかになっています。それは、夜中の食事です。

残業で夜遅く帰宅する生活の方は、残業する前に夕食をとることができれば成長ホルモンの低下を防ぐことができます。

夜遅く食事をする習慣に、気づいていないことが最も危険です。

## 脳の神経も回復する

睡眠が深くなると、神経を修復する**デルタ波**が出現します。ここで、睡眠段階と脳波について、ご紹介します。

私たちが、しっかりと覚醒しているときや緊張しているときは、ベータ波14Hz以上（Hz：ヘルツは、1秒間に1回の振幅があるという単位）が多く見られます。目を閉じると、アルファ波8〜13Hzが多くなります。アルファ波が50％以上であれば目覚めている状態で、50％未満になると、睡眠段階1に入ります。まだ意識があり、声をかけられれば応答できる状態です。

アルファ波が減っていくとシータ波4〜7Hzが出現します。シータ波上に、紡錘波（記憶と関係している）やK複合（外部や内部の刺激に対する反応）が出現してくると睡眠段階2です。この状態では、私たちは、寝返りや歯ぎしりをしています。

座ったまま眠ると、睡眠段階2までしかいかないと言われています。

**さらに睡眠が進むと、デルタ波0・5～2Hzのゆっくりとした波が出現します。**デルタ波が20％を占めると睡眠段階3、50％を超えると睡眠段階4（3と4は区別しないことがあります）と判定されます。

昼間に使った脳の場所で、このデルタ波が強く出現することが知られています。局所睡眠（Local Sleep）と呼ばれ、この**デルタ波が多いほど、翌日のテストの成績が向上した**という結果も出ているようです。**デルタ波を出現させることが、神経の修復に重要**だと考えられ、損傷した脳を回復させるリハビリテーションでも注目されています。

夜が遅い生活であっても、**夕方の体温を上げるか、就寝1時間前の体温を上げれば、成長ホルモンとデルタ波がたっぷり出て、からだも脳もしっかり回復させることができます。**

## 第５章のポイント

**夕方５分—体温の法則**
**「起床から11時間後に姿勢を良くする」**

◎夕方に眠ってしまうと、体温が下がって疲れがとれなくなる。夕方は、筋肉を使って体温を上げよう。

◎効果的に体温を上げるには、背中の筋肉を使うのが最適。背中の筋肉に多く含まれるミトコンドリアを使えば、40歳を過ぎても活躍できる！

◎夕方に体温が上げられなくても、眠る１時間前に、ストレッチなどの軽い運動や入浴を行うことで、深く眠ることができる。

◎成長ホルモンは22時から２時までしか出ないのではなく、眠り始めの３時間以内に出る。体温の法則で眠り始めを深くすれば、美容効果もグンと上がる！

◎眠り始めが深くなれば、脳波はデルタ波がたくさん出る。デルタ波が増えれば、成績も上がる！

コラム

## 本当にかっこいい女性を目指すには

美容や健康のために、運動することは素晴らしいことです。しかし、頑張っているはずなのに、なぜか上手くいかないということ、ありませんか？

50歳代の女性の例です。彼女は、事務系の仕事をバリバリとこなし、職場では周りの人たちに頼られる存在です。美容と健康に特に気をつかい、仕事を終えて帰宅してから、22時以降にジムでマシントレーニングに励んでいました。マラソンの大会にも出場することを決めて、朝は頑張って早起きをして、近所をランニングしていました。

実は、彼女には寝つきが悪いという悩みがありました。診療所でもらった睡眠導入剤をのみ、それでも寝つけないときもありました。

彼女は、仕事中はきっちりしていましたが、プライベートではとにかく忘れ物が多かったそうです。ジムに行こうとしてタオルを忘れたり、出勤してから忘れ物をとりに家に帰ったりすることもありました。また、朝のランニングでつまずいてしまうこともあり、腕に擦り傷がありました。

眠る直前の激しい運動により、体温が上がり過ぎ、さらに脳が覚醒してしまうので、寝つけない状態になっていたのです。体温が下がるリズムが後ろにずれていたので、朝の体温が低かったのですが、その状態でランニングをしていたので、からだには負担がかかっていました。

さらに、「筋力をつけるには運動後に食事をすると良い」という情報をもとに、ジムから帰宅した後に、食事をとっていました。これでは、「眠るな！　成長ホルモンを出すな！」と命令しているようなものです。彼女は、目指す美容効果とは正反対のことを頑張ってしまっていたことになります。

そこで、彼女は、ジムに行くのを休日の夕方だけにしてみました。美容と健康のために頑張ろうという気持ちが強かったので、習慣を変えることにはかなり抵抗がありましたが、けがまでしてしまってはしょうがないということで、平日の夜は、自宅でできるエクササイズに変えました。

徐々に睡眠導入剤を飲めば確実に眠れるようになり、診療所で相談して薬を減らしました。4カ月後には、「そういえば、最近忘れ物が減りました」と変化を実感してきたそうです。

かっこいい人になろうという気持ちが自然な向上心なときは良いですが、それが焦りに変わってきてしまうと、頑張っているはずなのに、その歯車がかみ合わなくなってしまうことがあります。そんなときは、からだからの警告サインを見逃していることが多いのです。

# 第6章
# 眠りの悩みを解決する

# 右脳左脳の違いより前後が大切

ここまで、3つの生体リズムと法則について、ご紹介してきました。生体リズムを活用するには、前後のズレと勾配の強さの修正がポイントです。しかし、リズムが整っても、**寝つくきっかけがつくれない**という方もいらっしゃると思います。そこで、眠れないときの脳の仕組みと、その対処について、ご紹介します。

「あなたは右脳派？　それとも左脳派？」

これが分かれば自分のタイプが分かるという話は、なじみがありますよね。右の脳はイメージの脳で、左の脳は論理的思考の脳と知られています。しかし、実際には、右の脳でも論理的な思考処理はしますし、左の脳でもイメージ化することはあります。

私たちが、心もからだも健康でいるためには、左右の脳の違いよりもっと大切なことがあります。それは、**前後の脳の違い**です。

脳は、左右だけでなく、耳の後ろ辺りの中心溝《ちゅうしんこう》を境に、前後にも分かれています。前は**前頭葉**、後ろは**頭頂葉**と呼ばれます。

この前後の脳は、全く違う働きをしています。大雑把に言うと、前頭葉は**思考**を司り、頭頂葉は**感覚**を司っています。

上司があなたのデスクの上に、どさっと１００枚の書類を置いたとします。その様子を見て（視覚）、どさっという音を聞いて（聴覚）、デスクの振動を感じたら（触覚）、それらの感覚情報はまず、後ろの脳に届けられてまとめられます。

この時点では「上司が１００枚の書類をどさっという音を立てて私のデスクに置いた」という、まぎれもない事実の情報です。問題はここからです。後ろの脳に届

図20：前後の脳の働き

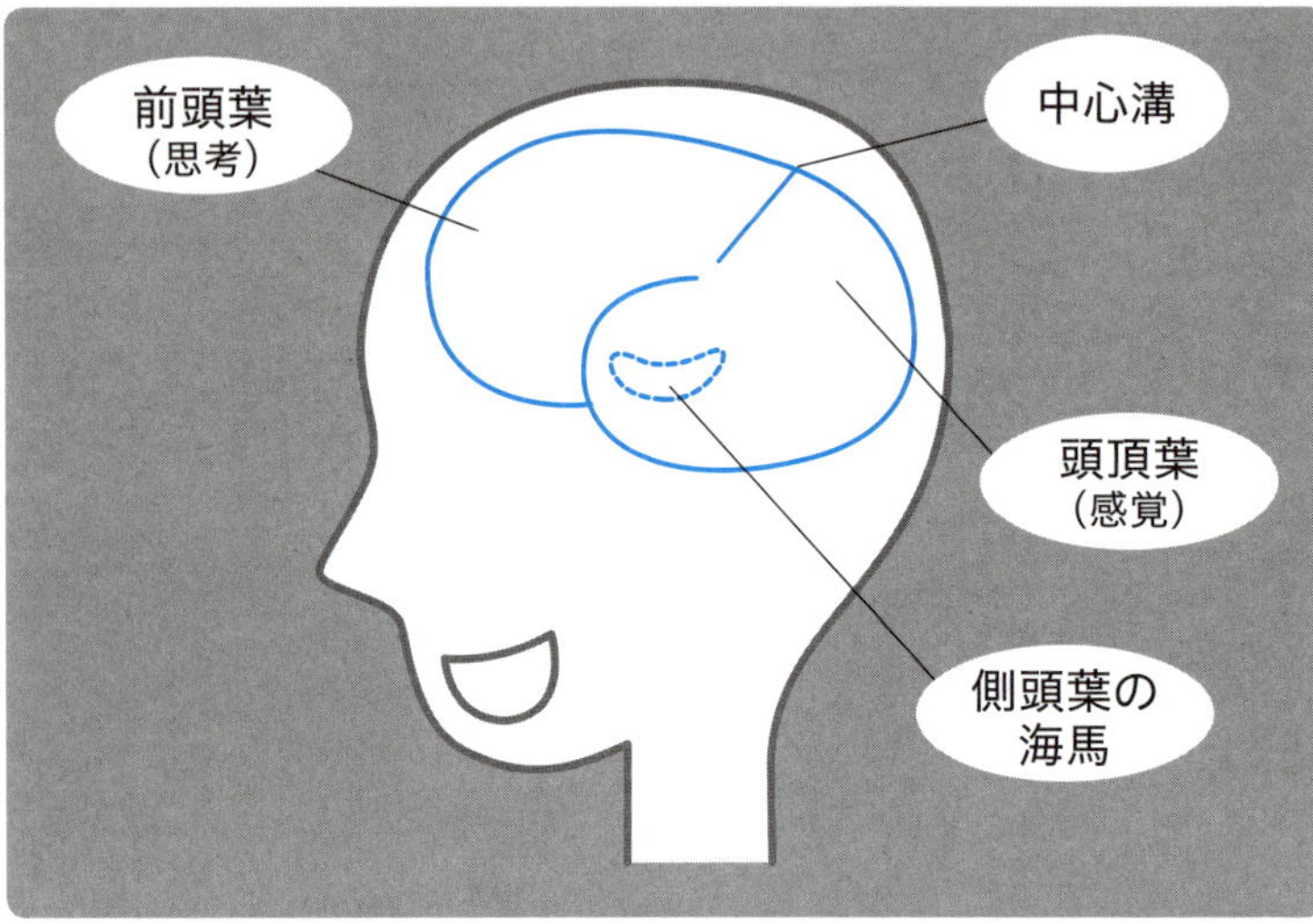


けられた情報は、記憶を司る側頭葉を経由して、前の脳に届けられます。この間に**情報は記憶によって勝手に加工されてしまいます。**

書類を置いた上司から、前日に、仕事のミスを指摘されたという出来事があったとします。すると、その記憶に基づいて加工された情報は、「上司が昨日のことの嫌がらせで、今日中に処理するのは到底無理なたくさんの書類を、わざわざ周りに分かるようにどさっと音を立てて置いた」となります。

このように、前後の脳の働きによって、事実は簡単に脳の中で装飾されます。

**物事をすぐに悪い方に考えてしまうとき**は、それは性格ではなく、**脳の後ろを活発にする作業が不足し、その分、脳の前が働き過ぎている状態**を表しています。

前頭葉の基底部という部分は、睡眠が深くなるほど血流が低下し、私たちは、話したり考えたりすることができなくなります。それに対して、感覚を司る頭頂葉は働いているので、寝返りをうったりからだをかいたりすることができます。

寝つけないときは、鎮まるはずの前頭葉が働いてしまっているのです。

そこで、この前後の脳の関係を利用して、**前頭葉を鎮める方法**をご紹介します。

## 脳の競合の原理を知る

「物思いにふけっているときは、何も手につかない」
「作業に集中しているときは、頭が真っ白になってスッキリ」

どちらも経験したことがありますよね。前後の脳がそれぞれ違う働きをしながらバランスをとっている仕組みは、**競合の原理**と呼ばれます。脳のリハビリテーションにとっては、中核となる大切な理論です。

競合の原理には、前後の競合と左右の競合がありますが、本章では前後の競合に焦点を当てます。

先ほどの上司に書類を置かれた例のように、物事は、事実の通りではなく、脳の中で飾り付けされます。「嫌がらせ」と受け取る人もいるでしょうし、「たくさんの書類がどさっと置かれたな」としか思わない人もいます。

この違いは何でしょうか？

それは、**前後の脳の使い方**です。私たちの毎日の出来事は、前後の競合によってつくり変えられています。人によって出来事の感じ方が異なるのは、前後の競合バランスが異なるからです。

思考を司る前頭葉を使っているときは、感覚を司る頭頂葉の働きは弱まるので、からだの感覚が弱まってしまいます。手作業は精度を欠いてしまい、細部にも注意できないのでうっかりミスをしてしまいます。

反対に、単純な梱包作業中などで頭頂葉を使っているときは、前頭葉の働きは弱まり、ぐるぐる悩まずスッキリします。

現代の都市型生活では、この**頭頂葉に対する刺激が圧倒的に不足**しています。そして、頭頂葉に届けられる刺激にも**バランスが大切**です。視覚と聴覚ばかりで、物を触ることや、からだの傾きを感じることの刺激が極端に少なくなると、やはり考える前頭葉が働き過ぎてしまいます。知らないうちに、些細なことでもストレスを感じてしまう脳のバランスが出来上がっていくのです。

しかし、仕組みが分かってしまえば、後は実践あるのみです。自分に自信がないと感じたり、些細なことでイライラしてしまうときは、その警告サインを早めに察知し、**単純作業でからだを動かして、前頭葉を鎮めてしまいましょう。**

## 脳を眠らせるための映像

目を閉じてしばらくしていると、ややもやっと関係ない映像が浮かんできます。

この映像は、**入眠時心像**《にゅうみんじしんぞう》と呼ばれます。これは、夢とは違い、怖いとかびっくりするなどの感情的な反応は伴いません。セミナーなどでお話しすると、半数ぐらいの人は自覚がありません。寝つきが良い方は、実際には見ていても覚えていません。しかし、寝つきが悪い方にとっては、活用できる脳のシステムです。

入眠時心像は、脳が、外部からの刺激（視覚や聴覚）を遮断し、邪魔されずに眠りやすくさせる役割があると考えられています。眠れないときは、頭にぐるぐる考え事が浮かんできますが、これでは受け身の態勢です。目を閉じて、何が浮かんでくるのかなと待ってみて、**浮かんできた映像に能動的に集中することによって眠りやすくなる作用**があります。

私は、ほぼ毎日、この入眠時心像を見ます。セミナーを受講された方々のお話を伺う限りでは、この入眠時心像は、**訓練によって見られるようになる**ようです。浮かんできた映像を捕まえるというような、自分なりの感覚をつかむことが有効です。

## 脳は、眠る前に特に敏感になる

早く眠ろうとベッドに入ったときに限って、ぐるぐると考えが頭を巡ってしまいますよね。入眠時心像を逃してしまうと、考えはエスカレートし、否定的な出来事が次々と思い出され、「自分は眠ることすらできない」とひどく落ち込んだ感情を体験することもあります。

そんなときは、競合の原理で前頭葉を鎮めてみましょう。ベッドに横になってから、頭の中に考えが浮かんできたら、**思い切ってからだを起こし、メモをとってみてください。**

メモをとるときに注意しなければいけないことがあります。それは、**事実のみを書く**ということです。

今日職場の同僚から言われたことが、眠る前に浮かんできたとします。そのときに「○○さんにきつく言われて落ち込む」などと書かず「人が1人浮かんだ」と書いてみましょう。**感情的な表現を一切せず、浮かんだ事実だけを書き出します。**

浮かんだ考えを忘れるために書くので、詳細を書いて脳の言語野を活発にすることは避けなければいけません。眠る前に、ベッドで日記を書く習慣があると、ベッドに入っただけで、言語野が働く条件反射が出来上がってしまい、睡眠の質が悪くなってしまいます。

明日の献立のことが浮かんだら「食事」「買い物」など、出張先（例えば静岡）のスケジュールのことが浮かんだら「静岡」「会議」など、電話対応のクレームの場面が浮かんだら「電話」など。とにかく単語で、浮かんだ事実だけを書き出します。

さっと一言だけメモをとったら再び横になります。また考えが浮かびますが、そのときは先ほどとは違う考えのはずです。また、からだを起こして事実を一言だけ書きます。これを繰り返していると、**前頭葉は頭頂葉の働きによって鎮まり、眠りやすくなります。**

感覚を使うことが目的なので、携帯やスマートフォンではなく、**鉛筆と紙を使ってメモする**ことが理想的です。鉛筆が紙に擦れる触覚を脳に届けましょう。

## 脳の温度を下げる

眠る直前までテレビを観たり仕事をしていると、脳の温度が上がります。

脳は刺激を受けると、神経線維をつないで解決しようとしますが、**あまりに刺激が多い**と、タコ足配線のようになってしまいます。エネルギー効率が悪く、全体が熱をもってくるので、**頭が熱くなってしまう**のです。

そこで、無駄な考え事ができないように、頭を冷やして脳の温度を下げてしまいましょう。乾いたタオルを冷凍庫に入れておき、眠るときに枕に敷いて眠ります。タオルは元に戻り、眠り始めだけ頭を冷やすことができます。

しっかり冷やしたい方は、保冷剤を枕の上におくなど、ご自分が心地よい範囲で**頭を冷やすと、自然に考え事ができなくなり、スムーズに眠ることができます。**ただし、首が冷えると、逆に脳が目覚めてしまうので注意してください。

## アクティビティバランスでやる気をつくる

第3章〜第6章までご紹介してきました法則は、すべてヒト本来のリズムと現在の生活リズムを調和させるための工夫です。

リズムの調和は、私たち自身の行動でつくることができます。自分自身のメカニズムを知り、それに見合った行動（アクティビティ）をすることで、自分が持っている能力を最大限に発揮することが本書の狙いです。

しかし、今までの生活からガラッと変えようとはしないように気をつけてください。第1章でご紹介した「発達の最近接領域」を思い出してください。まずは、**今の生活に、1つだけリズムを強調する行動を追加するか、リズムをずらしていた行動に気づいたら1つだけ時間帯を変えるか、やめてみましょう。**

**「起床から4時間以内に光を見て、6時間後に目を閉じ、11時間後に姿勢を良くする」**この大原則を念頭において、ご自分の生活を組み立ててください。

2〜3週間後には、自然にほかの行動も実践しやすくなってくるはずです。自分の警告サインを確認しながら、焦らずに、日常生活の流れにうまく組み込んで、リズムを活用してみてください。

**必ず、内側からコンコンとやる気が湧き上がってくるはずです。**

最後に、典型的な睡眠の悩みに対して、本書でご紹介した生体リズムとその法則を使うとどのように改善していくかという例を、ご紹介します。

睡眠の悩みを、大きく5つに分類します。

**・寝つけない（ベッドに入ってから寝つくのに30分以上かかる）**
**・途中で起きてしまう（1日1～2回、トイレや汗をかいて起きてしまう）**
**・早く起き過ぎてしまう（目標より1時間以上前に起きてしまう）**
**・眠った感じがしない（朝起きても疲れがとれない）**
**・いつも眠い（横になるとすぐに眠れる）**

生体リズムの変化は、早い人でも14日～1カ月かかります。ただし、一旦リズムが合わせられると、半年、1年と良いリズムは保たれる傾向があります。ここで挙げる例を参考に、少しずつ変化していくリズムを楽しみながら、毎日の生活を送っていただければ幸いです。

## 改善例

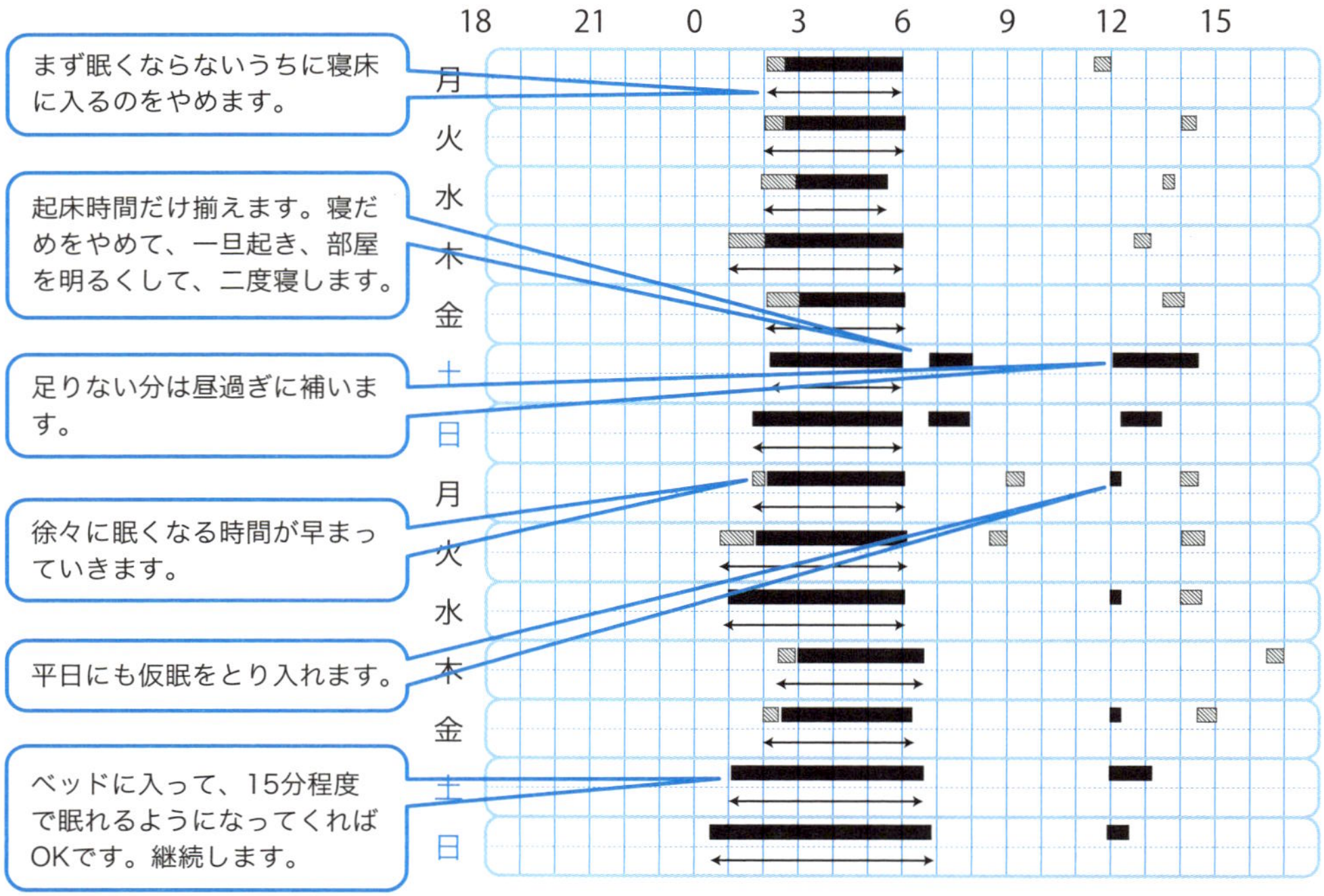
18
21
0
3
6
9
12
15
月
火
水
木
金
土
日
月
火
水
木
金
土
日
まず眠くならないうちに寝床に入るのをやめます。
起床時間だけ揃えます。寝だめをやめて、一旦起き、部屋を明るくして、二度寝します。
足りない分は昼過ぎに補います。
徐々に眠くなる時間が早まっていきます。
平日にも仮眠をとり入れます。
ベッドに入って、15分程度で眠れるようになってくればOKです。継続します。

## 5つの典型例　❶ 寝つけない

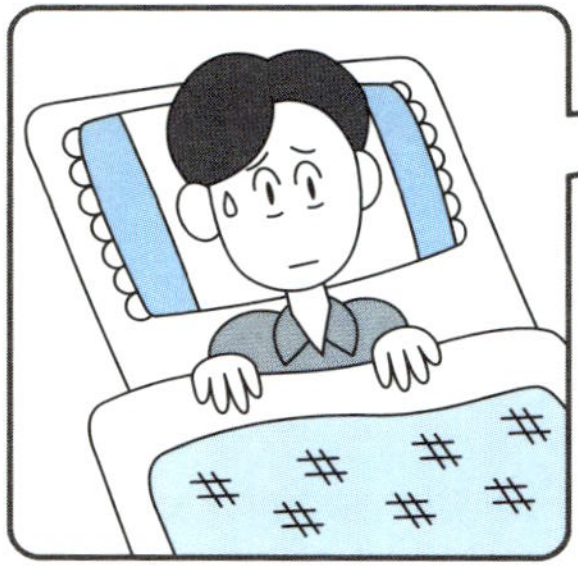

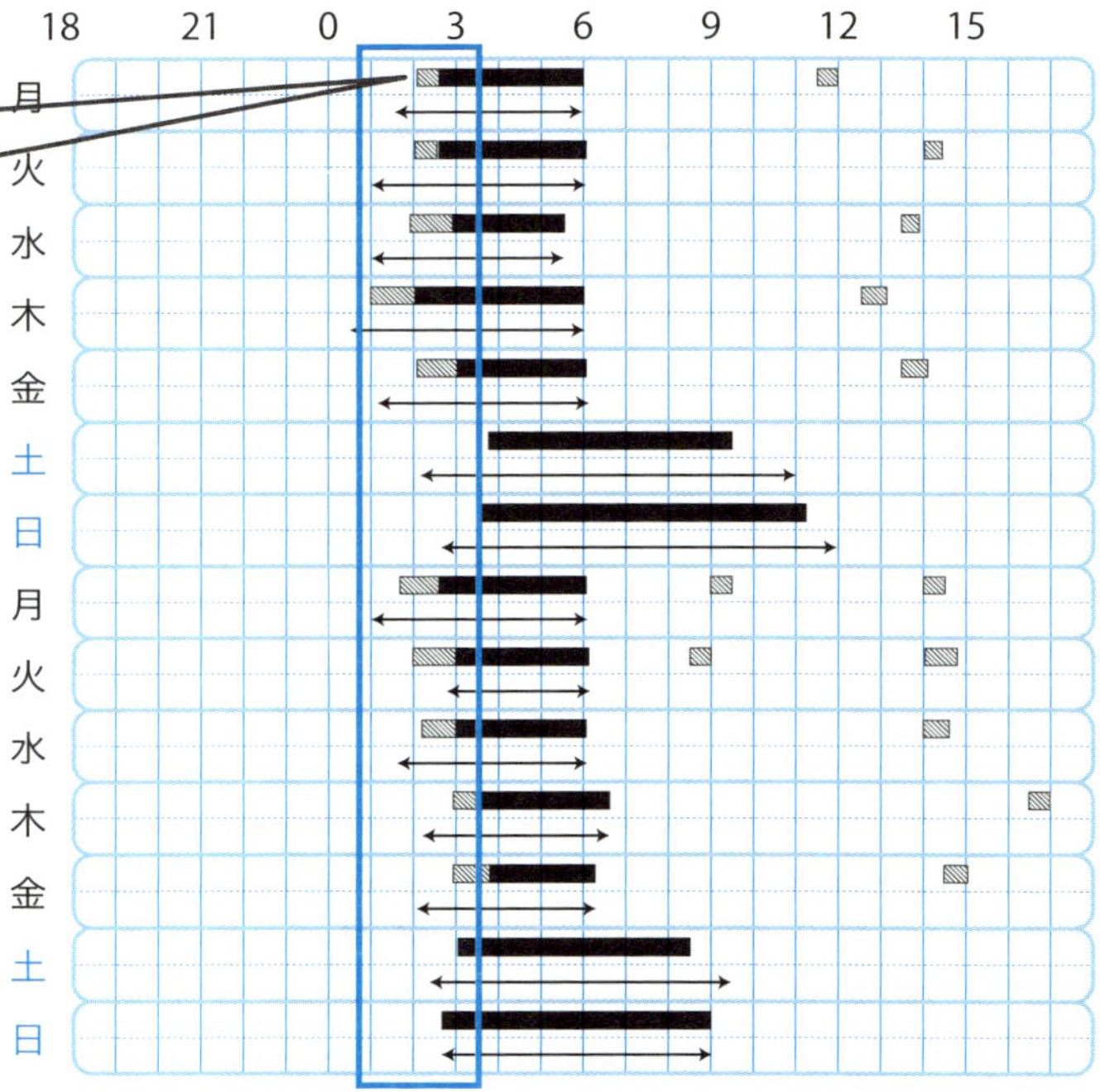


寝床に入ってから寝つくまでに時間がかかります。仕事中に眠気がありますが、週末には夜更かしをし、寝だめをしています。

## 改善例

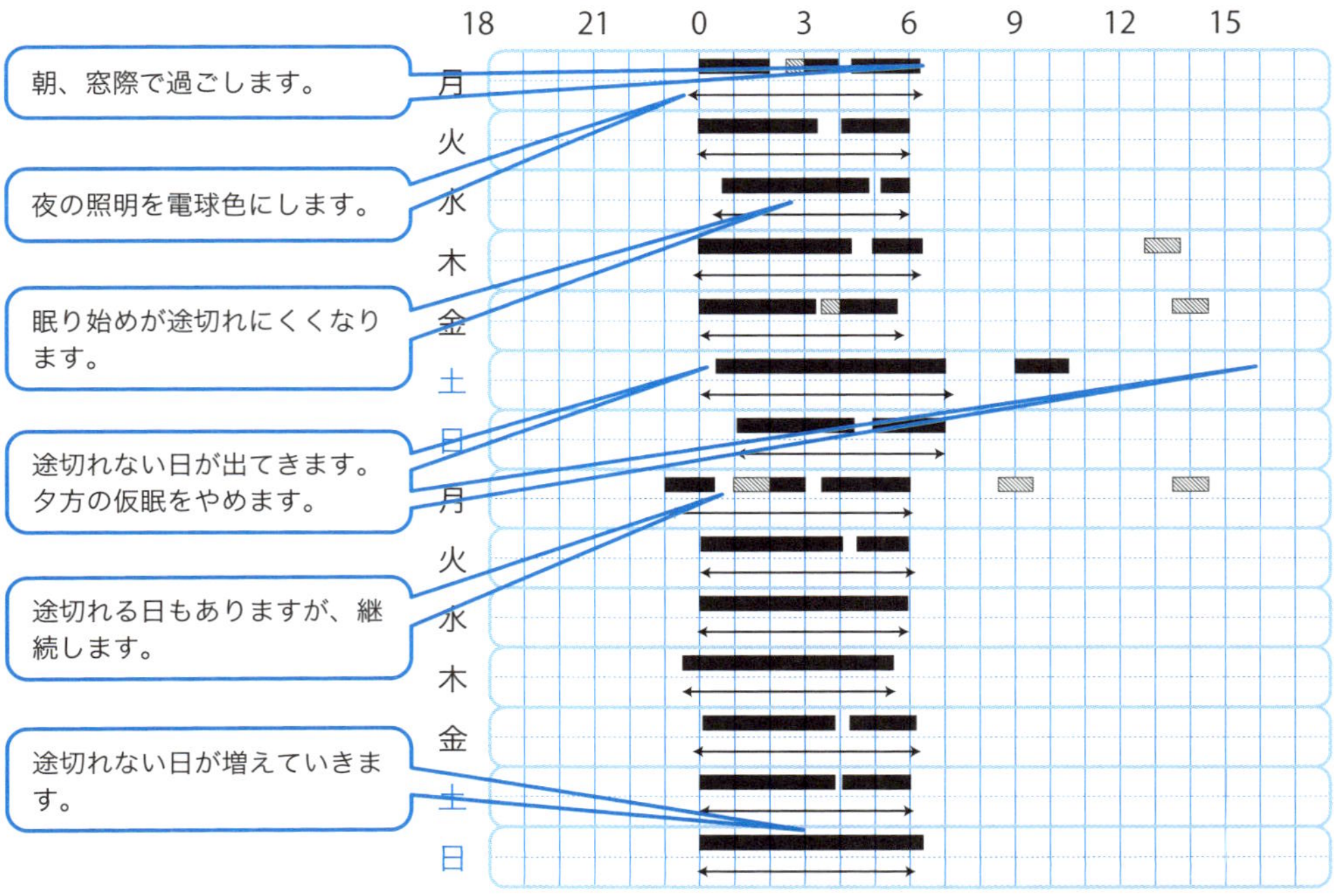

18
21
0
3
6
9
12
15
月
火
水
木
金
土
日
月
火
水
木
金
土
日
朝、窓際で過ごします。
夜の照明を電球色にします。
眠り始めが途切れにくくなります。
途切れない日が出てきます。夕方の仮眠をやめます。
途切れる日もありますが、継続します。
途切れない日が増えていきます。

## 5つの典型例　❷ 途中で起きてしまう

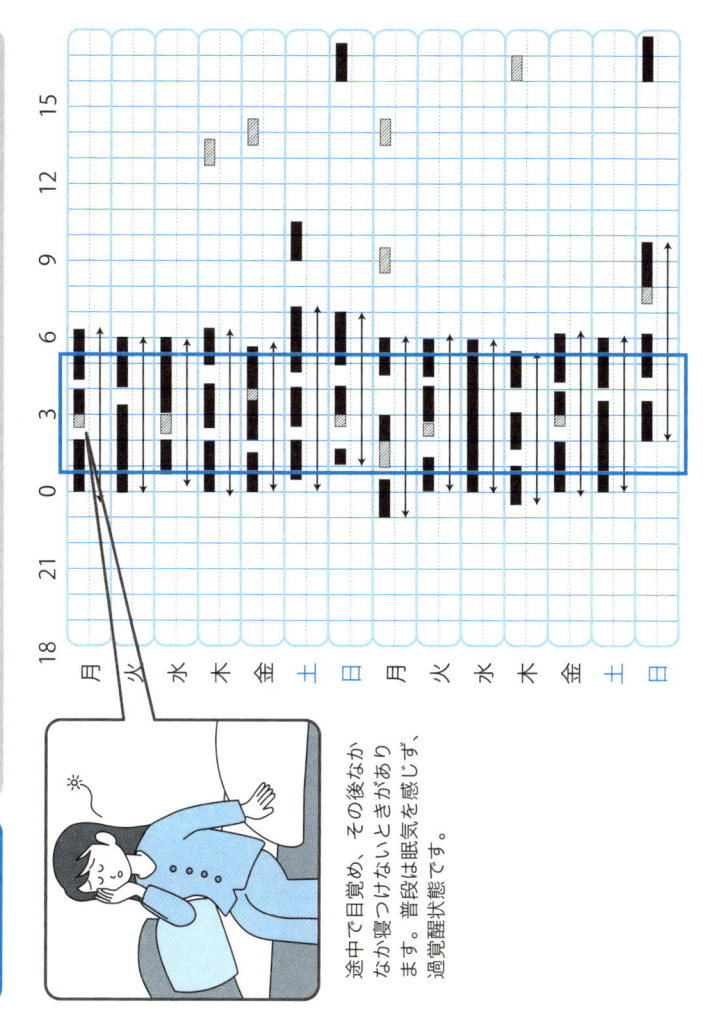

途中で目覚め、その後なかなか寝つけないときがあります。普段は眠気を感じず、過覚醒状態です。

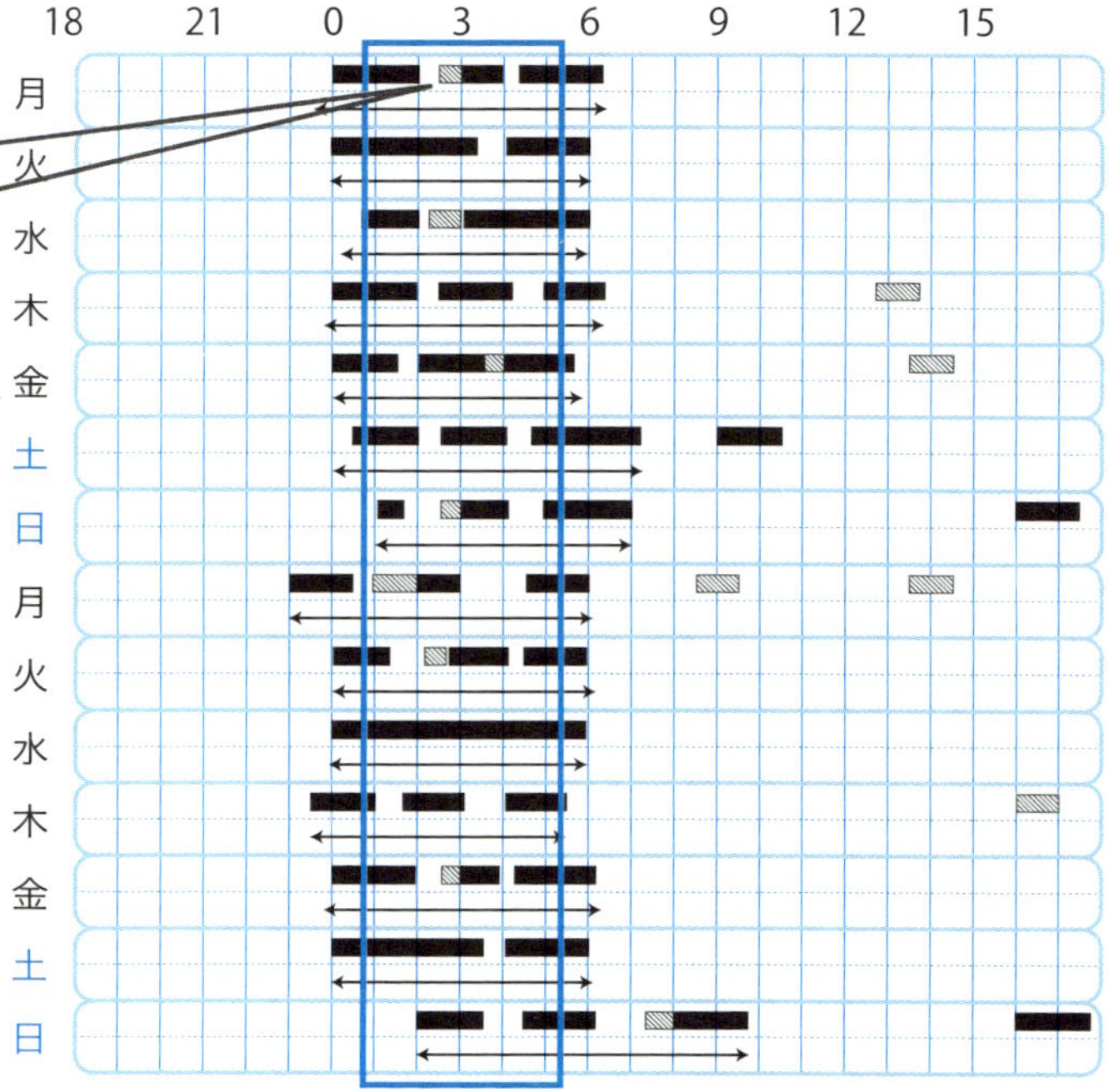

## 改善例

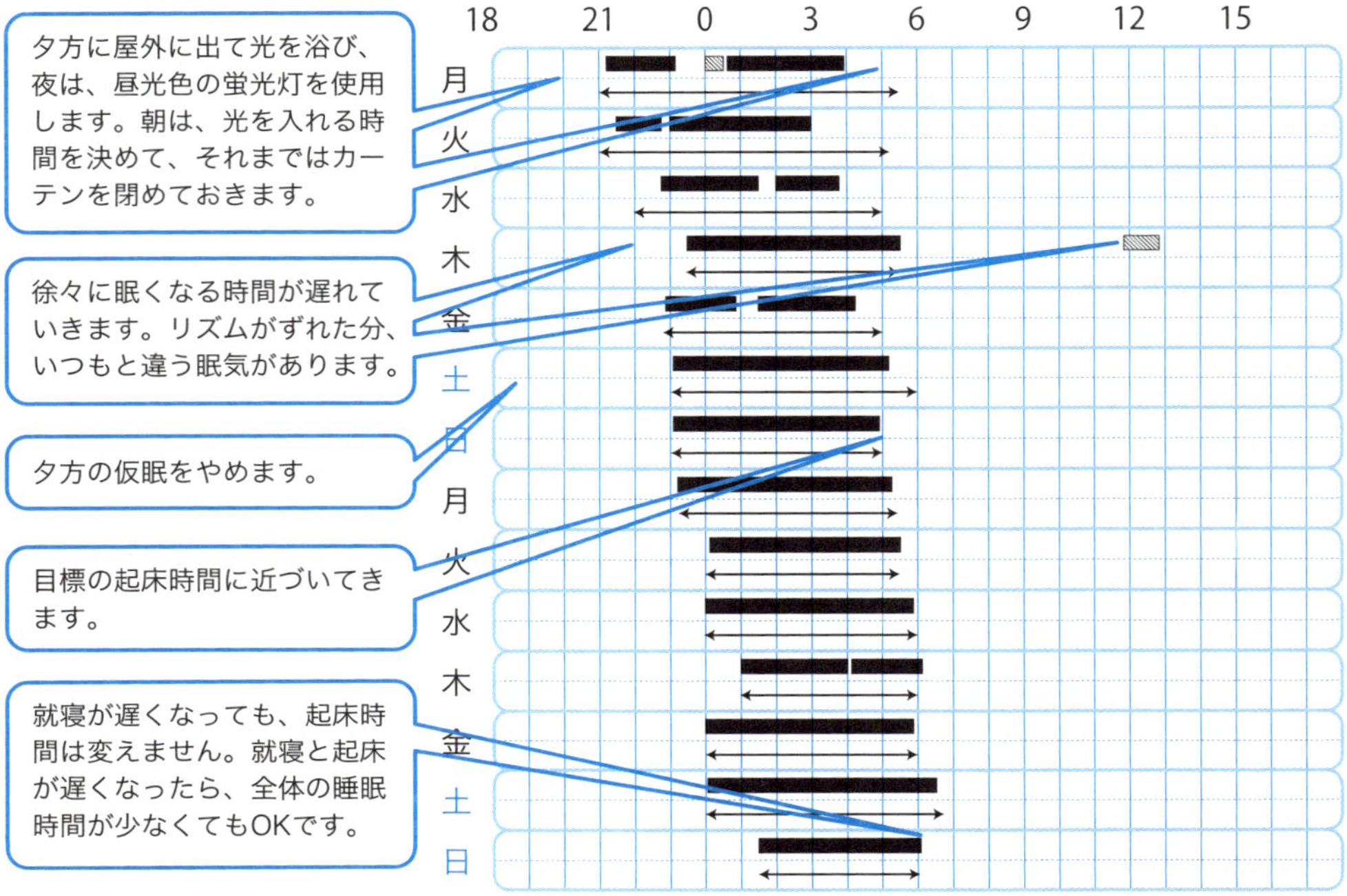

18 21 0 3 6 9 12 15
月 火 水 木 金 土 日 月 火 水 木 金 土 日
夕方に屋外に出て光を浴び、夜は、昼光色の蛍光灯を使用します。朝は、光を入れる時間を決めて、それまではカーテンを閉めておきます。

徐々に眠くなる時間が遅れていきます。リズムがずれた分、いつもと違う眠気があります。

夕方の仮眠をやめます。

目標の起床時間に近づいてきます。

就寝が遅くなっても、起床時間は変えません。就寝と起床が遅くなったら、全体の睡眠時間が少なくてもOKです。

## 5つの典型例　❸ 早く起き過ぎてしまう

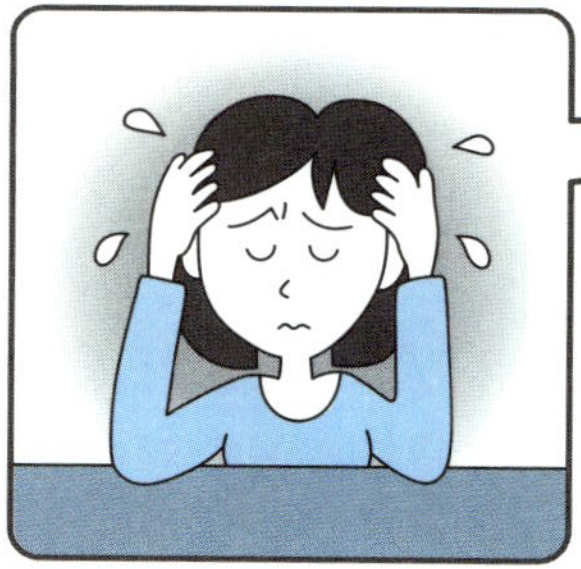

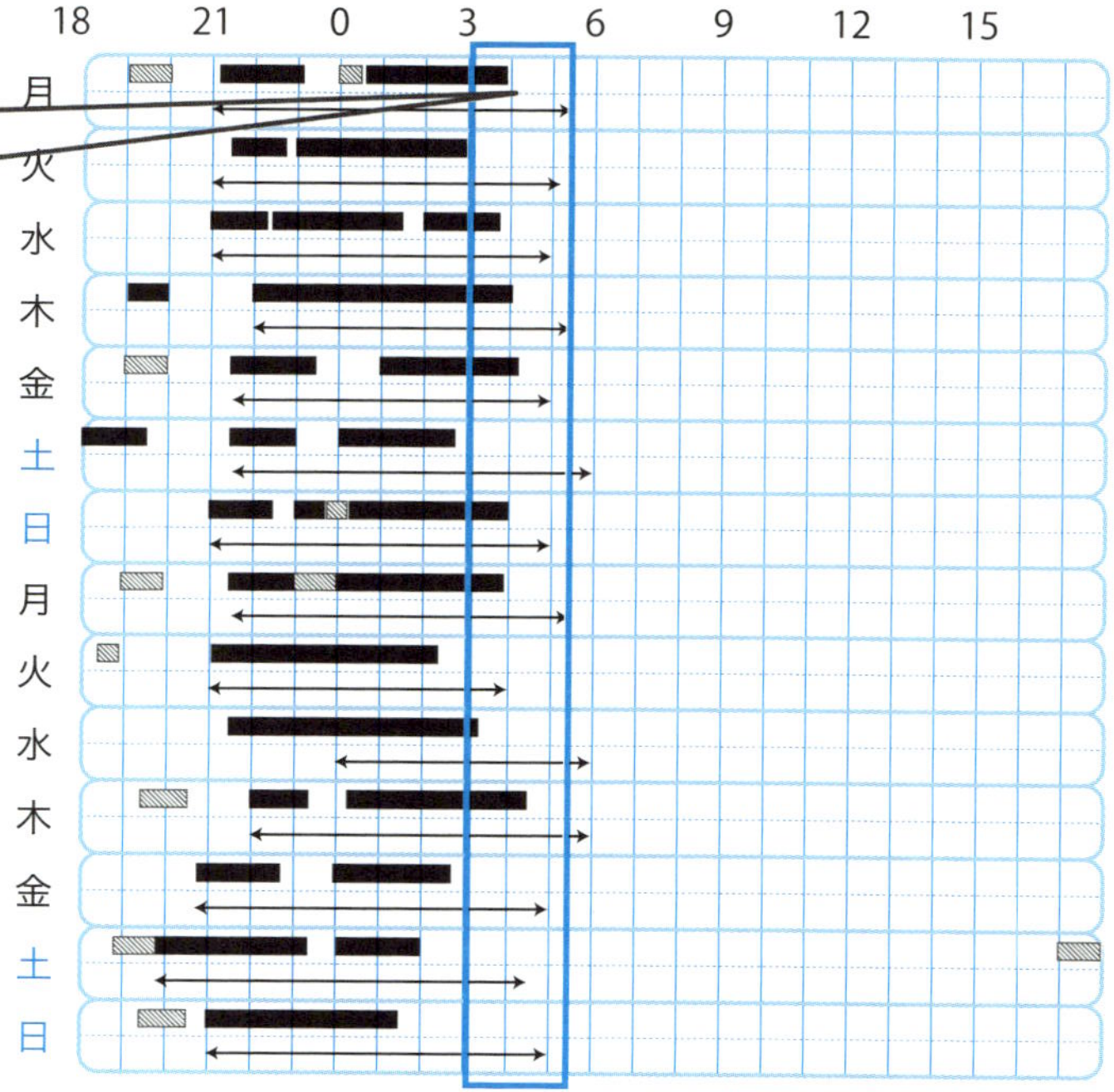


早く起き過ぎ、家族に気を遣ってベッドでじっとしています。眠くなる時間が早く、位相が前進しています。睡眠も途切れています。

## 改善例

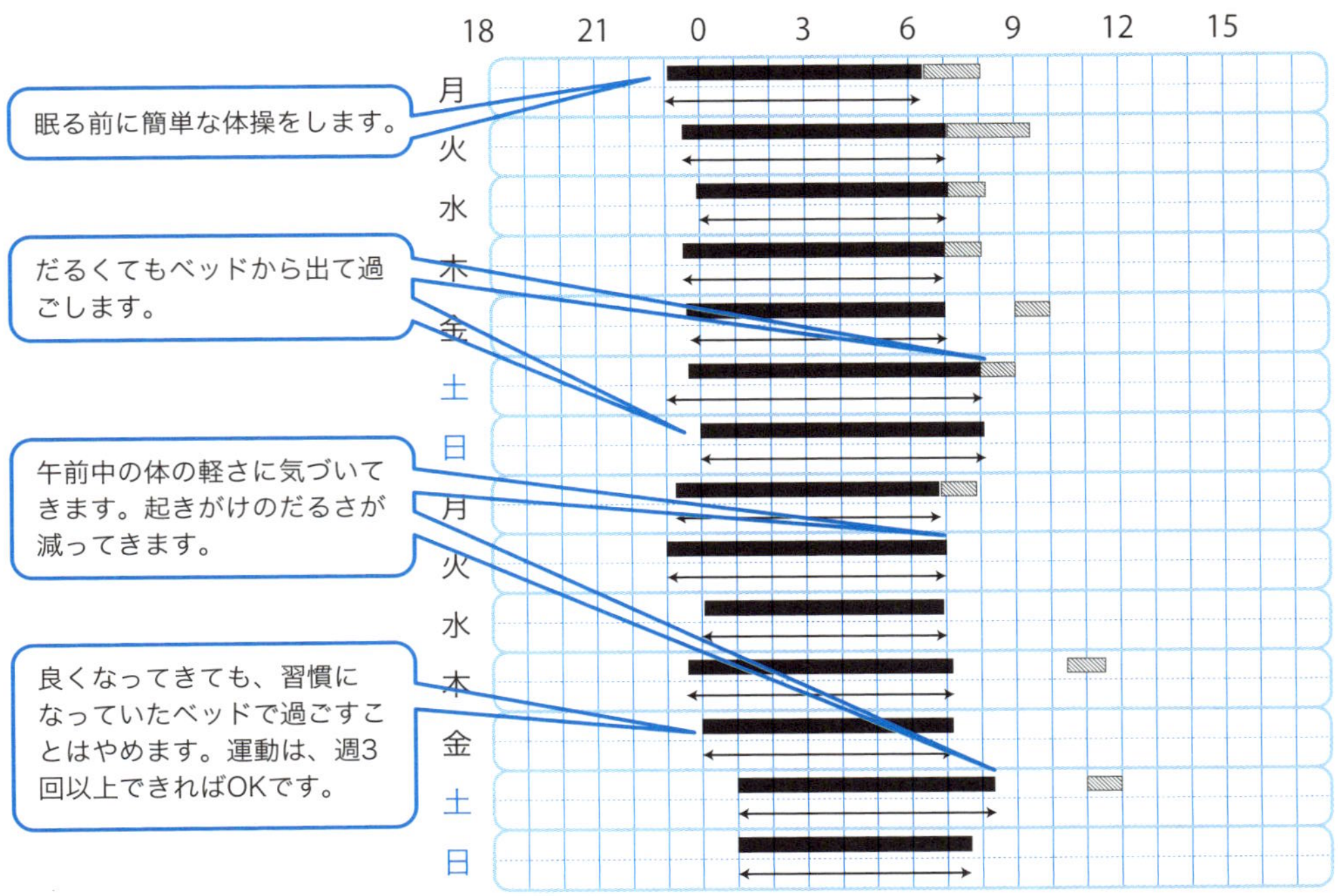

18
21
0
3
6
9
12
15
月
火
水
木
金
土
日
月
火
水
木
金
土
日
眠る前に簡単な体操をします。
だるくてもベッドから出て過ごします。
午前中の体の軽さに気づいてきます。起きがけのだるさが減ってきます。
良くなってきても、習慣になっていたベッドで過ごすことはやめます。運動は、週3回以上できればOKです。

## 5つの典型例　❹ 眠った感じがしない

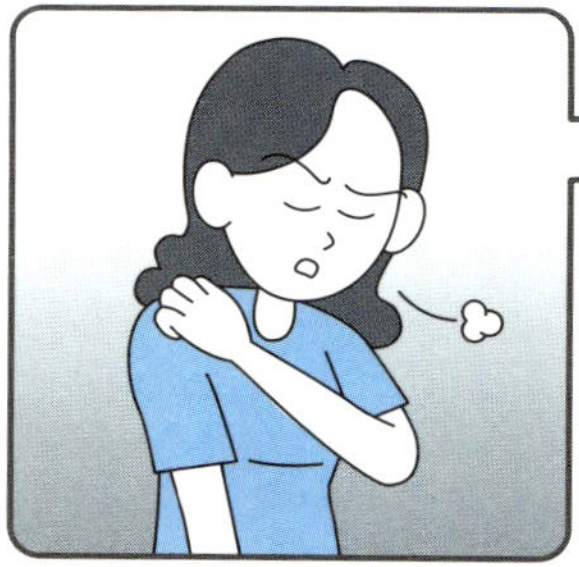

睡眠時間は多くても、起きた後の眠気とだるさが残っています。週末はだるいので、目覚めてもベッドの中で過ごしています。

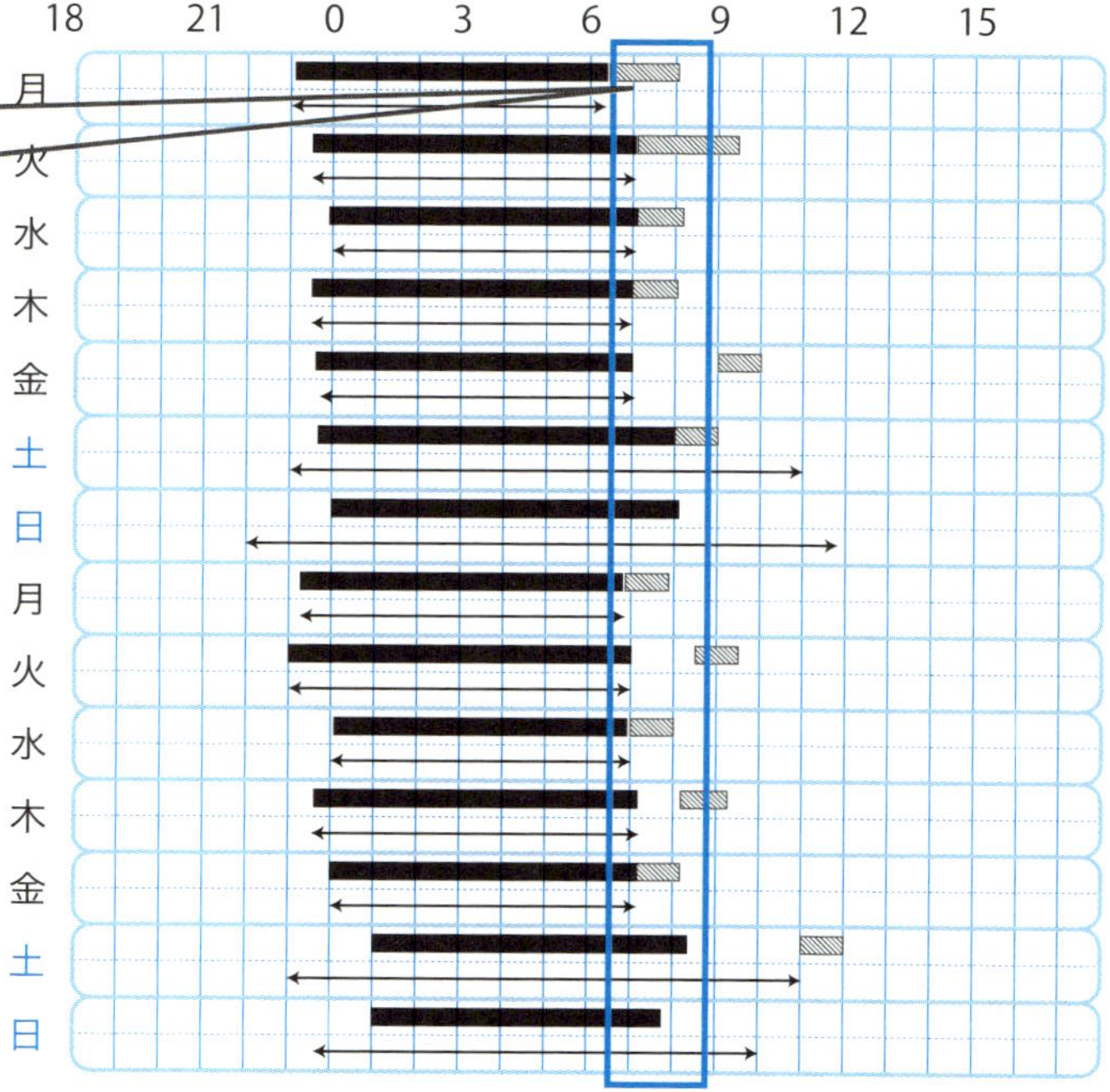

改善例

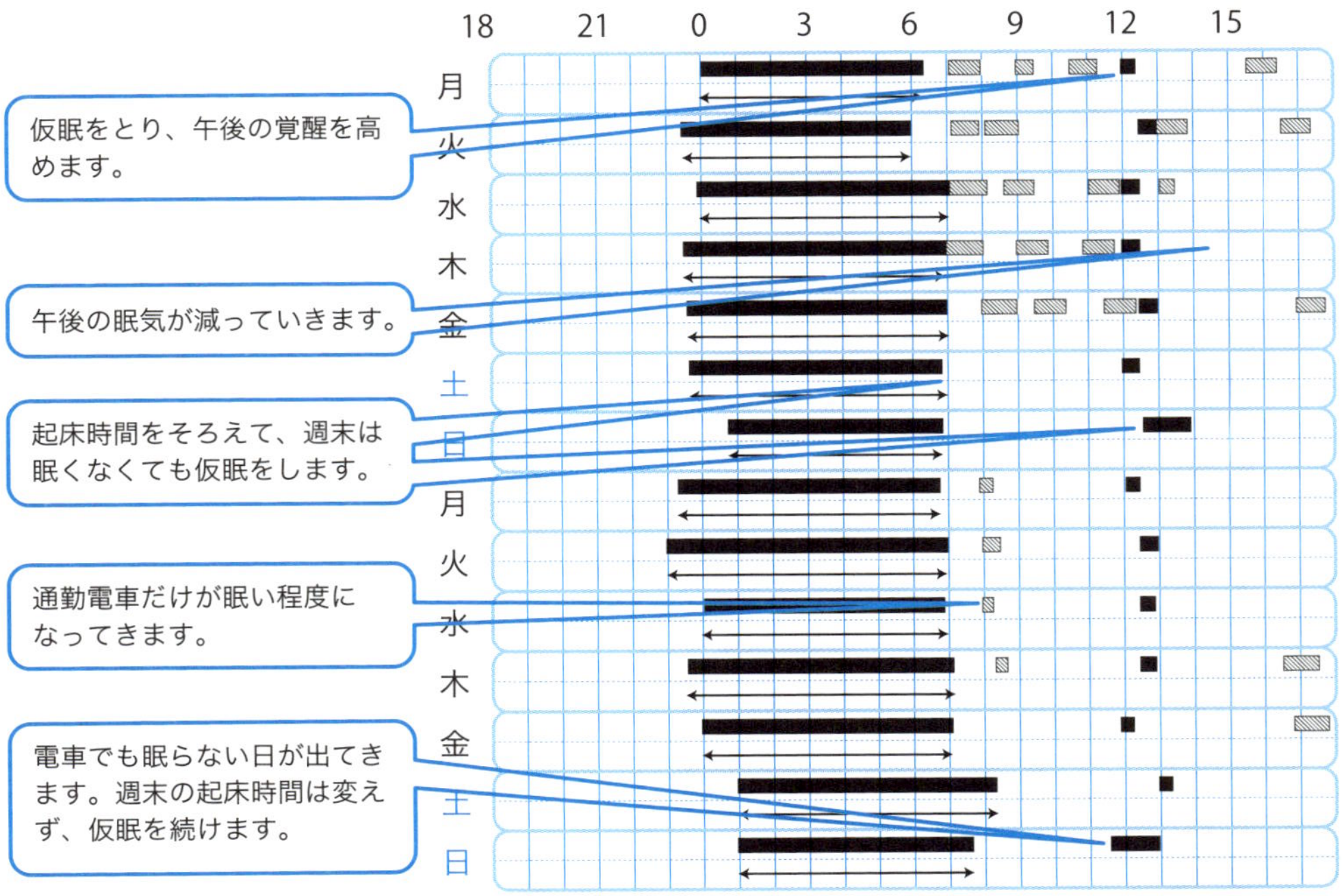
18
21
0
3
6
9
12
15
月
火
水
木
金
土
日
月
火
水
木
金
土
日
仮眠をとり、午後の覚醒を高めます。
午後の眠気が減っていきます。
起床時間をそろえて、週末は眠くなくても仮眠をします。
通勤電車だけが眠い程度になってきます。
電車でも眠らない日が出てきます。週末の起床時間は変えず、仮眠を続けます。

## 5つの典型例　❺ いつも眠い

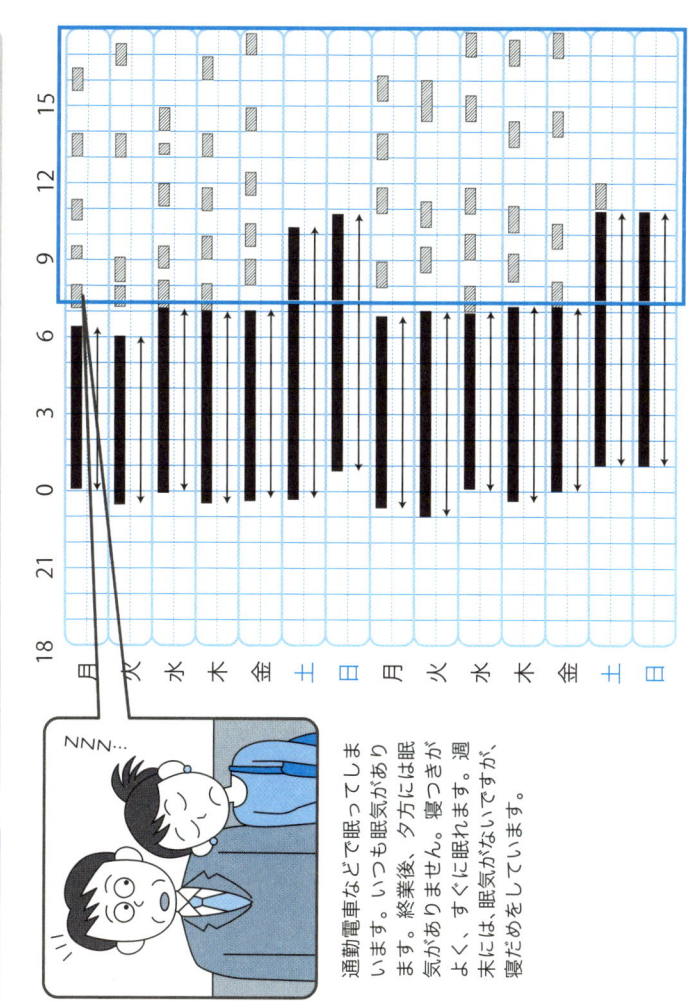

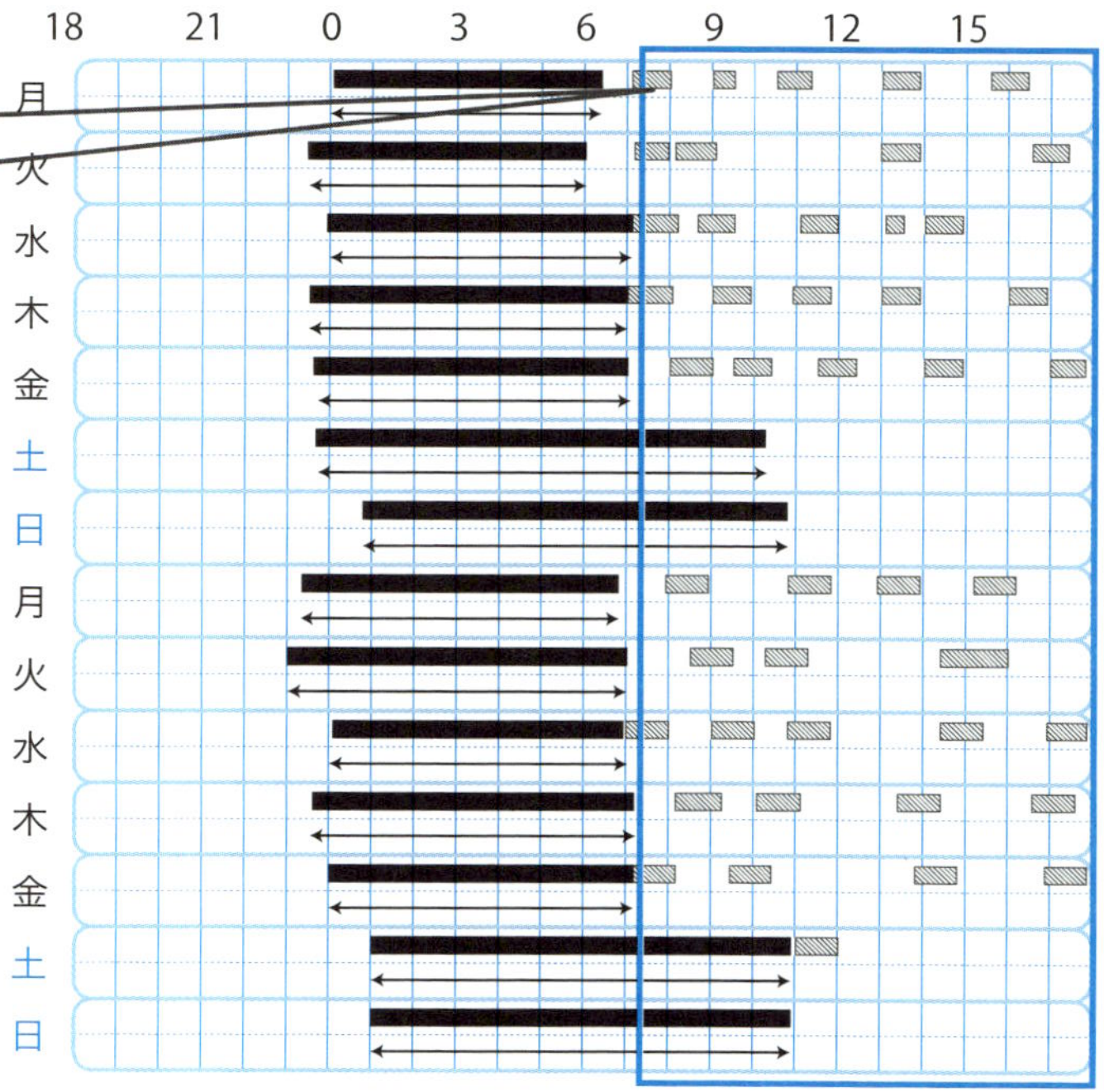


通勤電車などで眠ってしまいます。いつも眠気があります。終業後、夕方には眠気がありません。寝つきがよく、すぐに眠れます。週末には、眠気がないですが、寝だめをしています。

## 第６章のポイント

◎眠る前のネガティブ思考は、脳の前側を使いすぎ。脳の後ろ側を活発にすれば、ネガティブ思考は抑えられる。

◎入眠時心像は、脳が自分を眠らせるために見せている映像。映像に集中する練習をすれば、スムーズに眠りに入れる。

◎悩み事がぐるぐる頭を回るときは、書き出してしまおう。書き出せば、脳はすぐに忘れてくれる。

◎眠る直前まで仕事をしたり、考え事をしたときは、頭を冷やそう。脳の温度が下がれば、無駄な働きは鎮まり、寝つきやすくなる。

コラム

## 徹夜が必要な人のために

お仕事の関係上、一般の人と同じリズムでは生活できないという人もいらっしゃいます。

夜中の方が、仕事がはかどるという人もいらっしゃいますし、私自身も徹夜で作業をしなければならないときがあります。ここでは、そのような方々に、狙ってリズムをつくる方法をご紹介します。

例えば、11時に起床して夜中にお仕事をする人は、15時までに光を見て、17時ごろに目を閉じ、22時ごろに姿勢を良くします。

朝3時に起床して、早朝からお仕事をする人は、7時までに部屋を明るくするか外の光を見て、9時ごろに目を閉じ、14時ごろに姿勢を良くします。早朝でまだ暗いときは、コンビニに行くことでも、強い光でリズムをつくることができます。

ご自分なりの起床時間を決めて、そこから計算してそれぞれの法則を実施してみてください。お仕事中は、打ち合わせ等で、一般のリズムで過ごしている人と一緒に行動することがあると思いますが、周りに合わせるのではなく、ご自分のリズムを意識して行動をしてみると、からだにかかる負担が少なくなります。

徹夜をしなければいけないときは、どうすれば良いでしょうか。

第4章で約90分の周期をご紹介しました。

この90分という数字は、数多くある生体リズムの中で、20時間より短いリズムであるウルトラディアンリズムの1つです。

徹夜をするときも「完徹」をするのではなく、約90分ごとに短い睡眠をとる方法があります。これは、私も実践しています。

徹夜をしているときは、脳の働きがかなり低下しているので、時間がゆっくり進んでいるような感じがします。これは、脳の働きが低下し、内的な注意として、自分の心拍リズムを感じることができなくなっていくからです。徹夜してすごく頑張った感じがしますが、作業に要した時間と達成度合いを見てみると、昼間の仕事より恐ろしく効率が悪いです。眠らないと決めることで、時間の制約がなくなるので、だらだらと作業を続けてしまいます。

そこで、集中して作業する限界である約90分のリズムを使います。

「今日は徹夜をするぞ」と決めた日は、夜中になる前から対策を始めます。作業を20時からスタートするときは、21時30分、23時、０時30分、２時、３時30分のタイミングで目を閉じてみましょう。まだ眠くない時間帯からこまめに眠ることがポイントです。

目を閉じる時間は、１～10分程度で、閉じる前に「〇分後に起きる」と頭の中で唱えてみましょう。

午前4時（起床から22時間後）ごろは、睡眠－覚醒リズムでも深部体温リズムでも最も眠気が強い時間帯です。徹夜をしている場合は、著しく作業の質が下がるので、この時間だけは作業をせずに眠ってしまうことで、翌日のダメージを減らすことができます。

急場をしのぐために、実践してみてください。

# おわりに

11年前、私は、作業療法士として病院での臨床活動をスタートさせました。

勤務し始めて、まず私は、患者さんたちの壮絶な経歴を冷静に読むことができませんでした。

病院に勤務する職種の方々は、みなさん感じられることかもしれませんが、患者さんは、ここまでくるのに相当苦しかっただろうという想像と、病院にくる前に、何かできたことがあったはずだという憤りがあり、なんとも言えない無力感を味わいました。

自分に何かできるはずだという思いは、当時の若さだったのだと思いますが、そのころの気持ちが、本書を執筆させていただいたことにつながっていると思います。

人を救うということは、とても難しいことだと思います。教科書的な指導や表面的な優しさでは、人の気持ちを動かすことはできないと、私は思っています。

私が今まで病院で出会ってきた患者さんたちは、強くもあり、もろくもあり、人が生きていく上で対峙する様々な感情を表現されていました。そして、それらの感情が原因で、前に向かって進んでいけないこともありました。

しかし、患者さんと長くお付き合いする中で、人はみんな、その人のタイミングで変わっていくのだと思うようになりました。

それならば、私がやるべきことは、その人があるタイミングに差しかかったときに、気持ちが動く判断材料になる「たね」を植えることだと思います。

そんな本書の趣旨にご賛同いただきました、自由国民社の井上はるか様、矢次行多様、本当にありがとうございます。また、自由国民社様との関係をつなげてくださった稲垣麻由美様、ありがとうございます。関わってくださったすべてのみなさんに、心から感謝いたします。

本書に関わってくださったこと、読んでくださったこと、その小さな変化が、皆様自身とその周りにいる大切な人の、将来の病気を予防できる大きな変化として、拡がっていくことを願っています。

Garbarino S et al “The contributing role of sleepiness in highway vehicle accidents.” Sleep24 (2001) 203-206

井上雄一，林光緒（編）『眠気の科学』（2011年／朝倉書店）

Hayashi M et al “Recuperative power of a short daytime nap with or without stage 2 sleep” Sleep28 (2005) 829-836

Fushimi A, et al “Pattern of slow wave sleep in afternoon naps.” Sleep Biol Rhythms6 (2008) 187-189

Morris M et al “Sleep-on set insomniacs have delayed temperature rhythms.” Sleep13 (1990) 1-14

安保徹『40歳からの免疫力がつく生き方』（2010年／静山社）

太田成男『ミトコンドリアの新常識』（2011年／NHK出版）

山仲勇二郎ほか『ねむりと医療』3 (2)：65-71「睡眠障害がからだに影響を及ぼすメカニズム」（2010年）

岩田誠『作業療法』25 (6)：492-496「芸術を創る脳内コミュニケーション」（2006年）

山鳥重『OTジャーナル』27：57-62「高次脳機能障害の理解のために－理解のためのいくつかの鍵概念－」（1993年）

## 【参考文献】


ラッセル・フォスターほか『生物時計はなぜリズムを刻むのか』(2006年／本間徳子訳／日経BP社)

日本睡眠改善協議会編『基礎講座睡眠改善学』(2008年／ゆまに書房)

『新生理科学体系』「生体リズム」(1987年／医学書院)

永井洋一(選)『セラピストのための基礎研究論文集(4)』「人間行動と皮質下機能」(2002年／協同医書出版社)

有田秀穂『神経内科』72(1)：21-27「セロトニン神経系とリズム運動」(2010)

北浜邦夫『脳と睡眠』(2009年／朝倉書店)

ジェニファー・アッカーマン『からだの一日』(2009年／鍛原多恵子訳／早川書房)

Aston-Jones G, et al “Locus coeruleus and regulation of behavioral flexibility and attention.” Prog Brain Res 126 (2000) 165-182

堀忠雄『快適睡眠のすすめ』(2000年／岩波新書)

大塚邦明『体内時計の謎に迫る』(2012年／技術評論社)

上田泰己『時計遺伝子の正体』(2011年／NHK出版)

Stahl ML et al “Postprandial sleepiness: objective documentation viapolysomnography.” Sleep6 (1983) 29-35

Carskadon MA “Multiple sleep latency tests during the constant routine.” Sleep15 (1992) 369-399

〔著者紹介〕

**菅原洋平**（すがわら・ようへい）

作業療法士。ユークロニア株式会社代表。

青森県生まれ。国際医療福祉大学卒業後、作業療法士免許を取得。

民間病院精神科勤務後、国立病院機構にて、脳のリハビリテーションに従事。

脳の回復には、睡眠が重要であることに着目して臨床実践をする。また、障害者の復職支援を行う中で予防の必要性を強く意識する。

病気予防を、面白く魅力的にするため、生体リズムを活用して企業の業績を高めるビジネスプランを作成し、SOHOしずおかビジネスプランコンテストにて、最優秀賞を受賞。その後、ユークロニア株式会社を設立。企業を対象に、生体リズムや脳の仕組みを使った人材開発を、精力的に行う。

ユークロニア株式会社
http://activesleep.net

ブログ「あしたを変える！脳の話」
http://ameblo.jp/activesleep/

朝昼夕３つのことを心がければOK！

**あなたの人生を変える睡眠の法則**

2012年9月21日　初版第 1刷発行
2013年5月17日　初版第14刷発行

著者　　菅原洋平
発行人　伊藤　滋
印刷所　大日本印刷株式会社
製本所　新風製本株式会社

発行所　株式会社自由国民社
〒171-0033　東京都豊島区高田3-10-11
03-6233-0781（代）振替　00100-6-189009

企画協力　稲垣麻由美（企画のたまご屋さん）
カバーイラスト　佐藤香苗
カバーデザイン　JK
本文デザイン＆DTP　㈲中央制作社